RECHERCHES

SUR QUELQUES POINTS DE L'ACTION

PHYSIOLOGIQUE ET THÉRAPEUTIQUE

DE LA

DIGITALE POURPRÉE

PAR

Alfred FAGART,

Docteur en médecine de la Faculté de Paris,
Ancien interne des Asiles de la Seine.

PARIS
V. A. DELAHAYE et Cᵉ LIBRAIRES-ÉDITEURS
PLACE DE L'ÉCOLE—DE—MÉDECINE

1878

redoutable à la dose de 1 milligr. 1/2, en trois prises dans les vingt-quatre heures.

Il suffirait donc déjà, pour faire rejeter les digitalines, de faire voir combien il est difficile de se servir d'un re-mède dont les doses thérapeutiques sont si voisines des doses toxiques. En outre de ce premier inconvénient, on a devant les yeux la divergence d'opinions des chimistes, qui ne sont pas encore d'accord sur la formule à donner à ce produit, c'est-à-dire sur sa composition exacte. De plus, à quelle digitaline s'arrêtera-t-on, laquelle doit-on choisir?

On administre à présent la digitaline sous forme de gra-nules de 0 gr. 001 chaque. Eh bien ! il est impossible d'ar-river à doser aussi exactement; et Dubuc, cité par Bou-chardat, raconte qu'un malade a pu prendre, sans suc-comber, 30 à 40 granules en une seule fois.

M. le professeur Regnault, au cours de sa leçon, nous raconta un fait bien plus considérable. Un enfant, le fils d'un professeur, s'étant emparé d'un flacon de granules de digitaline, en avala le contenu en fort peu de temps (il avait cru prendre de simples dragées). Il ne s'en porta pas plus mal. On lui fit prendre, dès qu'on connut la chose, c'est-à-dire quelques instants après, un vomitif. Il rendit une partie des granules qui étaient encore dans l'estomac, et le lendemain on en trouva beaucoup dans ses selles. L'enfant ne fut nullement incommodé.

M. Regnault arrive à conclure au rejet de la digi-taline et termine en examinant les différentes préparations de feuilles. Il rejette de suite la teinture éthérée qui n'est de quelque valeur, qu'à la condition d'être mal préparée c'est-à-dire préparée avec une solution éthérée contenant de l'alcool. Il accorde une certaine valeur à la teinture alcooli-que, il préfère les tisanes : macération et infusion ; et c'est cette dernière forme qui doit, dit-il, fixer notre choix.

Donc, convaincu, avec M. Regnault, des avantages que peut donner la digitale, nous ne nous occuperons, dans ce travail, que de la drogue simple, laissant de côté les digitalines jusqu'à ce que des praticiens plus autorisés nous aient montré un mode facile de leur emploi et nous aient convaincu qu'elles présentent des avantages sérieux.

Avant d'indiquer les limites et la division de ce travail, qu'il nous soit permis, après avoir dit à quelles sources nous en avons puisé l'idée et sous quelle direction a été exécutée sa partie expérimentale, qu'il nous soit permis de regarder en arrière pour nous souvenir du regretté maître Paul Lorain.

Il se servait lui aussi de la digitale et souvent avec succès. C'est par lui que nous avons été initié à la connaissance de l'important traitement dont elle est la base.

Nous remercions M. Pons, pharmacien à l'Aigle, de l'obligeance avec laquelle il nous a facilité nos expériences en nous envoyant des feuilles de digitale de belle qualité, bien conservées et d'une provenance identique, aussi bien qu'en préparant pour nous avec le plus grand soin une macération hydro-alcoolique, transformée en sirop, pour sa conservation.

Dans l'impossibilité où nous sommes ici de donner à notre sujet tout le développement qu'il réclame, nous le diviserons en six parties, à chacune desquelles nous ne donnerons qu'une étendue restreinte.

La première partie contiendra les caractères botaniques et chimiques des feuilles de la digitale pourprée.

Dans la deuxième, nous donnerons une analyse critique des travaux de Withering sur la digitale, et, à ce propos, nous ferons brièvement l'historique des applications de cette plante à la cure des maladies et de son introduction dans la matière médicale.

Dans la troisième, nous traiterons de son action toxique.

Dans la quatrième, nous montrerons combien il faut être réservé sur l'admission du délire digitalique et comment se sont trompés ceux des auteurs qui croient pouvoir affirmer que la digitale provoque une accélération du pouls.

Dans la cinquième partie, nous présenterons quelques réflexions sur l'emploi de la digitale dans les maladies du cœur.

La sixième et dernière partie contiendra, à la suite de nos observations, des conclusions générales résumant les résultats de nos propres expériences et observations sur la digitale.

CHAPITRE I

La *digitale pourprée, digitalis purpurea,* de Ch. Linné,
appelée vulgairement *doigtier, gant de Notre-Dame, queue
de-loup,* etc., est une belle et robuste plante bisannuelle,
de la famille des scrofulariées. Cette plante est surtout
commune dans le Nivernais et la Bretagne, on la trouve
également dans les environs de Paris, les bois de Meudon,
Versailles, Ville-d'Avray.

Elle habite ordinairement les lieux déserts, arides, pierreux, sablonneux et les bois coupés des collines.

On la cultive dans les parterres.

I. *Parties usitées de la plante.* — De la racine fusiforme,
fibreuse et brunâtre de la digitale pourprée, s'élève la seconde année une tige, droite, cylindrique et velue, haute
de 0^m,60 à 1 mètre environ qui se termine au temps des cha-
leurs par un long épi de fleurs purpurines pédonculées et
tubuleuses pendant toutes du même côté.

Les feuilles sont alternes et varient de grandeur et de
forme suivant le lieu de leur exsertion.

Les feuilles inférieeres ou radicales, disposées en touffes,
sont très-grandes, ovales–lancéolées et longuement pé-
tiolées.

Les feuilles moyennes, plus petites, et d'autant plus
étroites et petites que leur exsertion est plus élevée, sont

oblongues et pointues, avec un pétiole court sur lequel se prolonge le limbe de la feuille.

Les supérieures sont très-petites et sessiles, elles se transforment graduellement en bractées dans l'aisselle desquelles naissent les fleurs.

Toutes ces feuilles sont légèrement onduleuses, dentelées et couvertes de poils. Chaque dent porte un petit gland en forme de verrue.

Leur face supérieure est fortement ridée, couleur vert-clair dans les feuilles complétement développées, blanchâtre et comme argentée dans les plus jeunes. Leur face inférieure est cotonneuse, blanchâtre et parcourue par un réseau serré de nervures saillantes partant d'une nervure médiane épaisse et charnue.

Les feuilles de la digitale pourprée exhalent une odeur herbacée, vireuse, désagréable, lorsqu'on les écrase entre les doigts ; cette odeur se perd par la dessiccation. Leur saveur est amère et âcre.

II. *Récolte*. — Les feuilles de digitale se récoltent, pour l'ordinaire, dans le courant de la seconde année, un peu avant la floraison.

M. Schneider cependant conseille de les récolter dans les mois d'août et de septembre de la première année et de ne cueillir que les feuilles radicales. Il paraît, en effet, que ces feuilles contiennent alors une proportion de principes actifs plus forte que celle de la seconde année.

Il faut choisir de préférence et même exclusivement les feuilles bien saines des plantes qui croissent spontanément dans les lieux élevés, arides, pierreux, bien exposés au soleil. Les feuilles de digitale, disposées en guirlandes, sont desséchées promptement à l'ombre, puis à l'étuve, et conservées en lieu bien sec, à l'abri de la lumière, dans des flacons bien bouchés, car elles noircissent et se détériorent très-facilement.

Malgré ces précautions, elles finissent par s'altérer à la longue, et les pharmaciens doivent renouveler leur provision tous les ans.

La dessiccation fait perdre aux feuilles de la digitale pourprée environ les trois quarts ou les quatre cinquièmes de leur poids.

Les feuilles de digitale bien séchées et récentes gardent l'aspect des feuilles vertes et exhalent une légère odeur aromatique. Si on les pulvérise, cette poudre possède, à s'y méprendre, la bonne odeur du thé.

Lorsque sous la dent on broie une de ces feuilles bien séchées, on éprouve une saveur amère sans âcreté bien sensible et qui disparaît promptement.

On admet que les feuilles de digitale sont de bonne qualité lorsque leur infusion aqueuse, mêlée avec une solution de tannin, précipite immédiatement et abondamment.

III. *Composition chimique.* — La composition chimique des feuilles de digitale paraît être fort embrouillée ; les chimistes prétendent même qu'elle n'est pas encore déterminée.

Outre les substances qui se trouvent dans toutes les feuilles vertes, telles que amidon, chlorophylle, sucre, matières albuminoïdes, etc., etc., les chimistes ont retiré des feuilles de digitale un grand nombre de principes particuliers : et d'abord les digitalines, la digitaline de Homolle et Quévenne, la digitaline de Kosmann, celles de Walz et de Schmiedeberg, la digitaline de Nativelle, celle de Roucher, etc., etc., et encore la digitalose, le digitalin et la digitalide de Homolle et Quévenne, l'acide digitalique de Morin, l'acide digitaléique et la digitaléine de Kosmann, la digitine ou digitinose de Nativelle; sans compter la pyrodigitaline, la digitoxine, l'acide autirrhinique, la digitonine, le principe amer et les produits dérivés comme la digitalirétine, la digitonéine, la toxirésine, la digitalirésine, que sais-je encore?

Il paraît cependant que les digitalines sont les principes actifs essentiels des feuilles de digitale.

Ces principes actifs des feuilles de digitale paraissent s'éliminer très-lentement; ils s'accumulent dans l'organisme, mais on ne connaît ni la durée de cette accumulation, ni la durée de l'élimination.

CHAPITRE III

ANALYSE CRITIQUE DES TRAVAUX DE W. WITHERING.

INTRODUCTION DE LA DIGITALE DANS LA MATIÈRE MÉDICALE.

J'ai publié dans le dernier numéro des *Archives générales de médecine* (décembre 1878), une revue critique ré-
trospective, que je rapporte ici, et qui constituera la première et principale partie de ce chapitre.

LA DIGITALE ET W. WITHERING.

Les travaux contemporains ne sont pas les seuls qui
relèvent de la critique. Pour en estimer la valeur, il faut
établir un parallèle entre le présent et le passé; aucun progrès ne se juge que par cette comparaison.

Peu à peu les traditions s'effacent. La vie médicale dé-
pense tant d'efforts qu'on oublie vite ou qu'on se reporte à
des réminiscences de seconde main.

S'il importe de remonter de temps en temps au point de
départ, afin de mesurer le chemin parcouru, c'est une obli-
gation non moins étroite de rendre aux inventeurs la jus-
tice qui leur est due. Critiquer est trop souvent synonym
de blâmer : la critique qui loue n'abdique pas ses privi-
léges.

Les *Archives* ont commencé cette œuvre d'érudition médicale en reproduisant les mémoires originaux qui ont valu à leurs auteurs une notoriété indélébile. La maladie de Werlhof a été l'objet d'une longue revue, celles de Bright, d'Addison, de Basedow, etc., fournirent, nous le savons, les éléments d'études analogues.

La thérapeutique n'appelle-t-elle pas aussi des revendications en l'honneur des cliniciens qui ont introduit, avec l'autorité qui s'impose, un remède nouveau. Décrire une maladie ignorée ou plutôt confondue avec les autres, c'est rendre à la science un signalé service. Décrire un médicament perdu faute de recherches, de sagacité, ou si on veut de génie, c'est servir l'art non moins efficacement. Si l'insuffisance ou, pour prendre le mot du maître, l'inocclusion aortique mérite le nom de maladie de Corrighan, la digitale peut au même titre prendre la dénomination de remède de Withering.

Nous avons pensé qu'il ne serait pas sans intérêt de reprendre l'histoire d'un médicament héroïque et si justement accrédité. Cette revue n'a d'autre prétention que de tracer un historique sans commentaires et surtout de donner le texte de la monographie qui a décidé de l'avenir de la digitale.

En 1621, G. Nivert, de Sens, dans un tout petit ouvrage intitulé : *Discours de l'hydropisie, des causes d'icelle, quelle est la guarissable et quelle est celle qui ne guarit jamais*, parle des propriétés merveilleuses d'une plante employée souvent en infusion et qui, selon toutes probabilités, est la digitale. — La digitale a été décrite pour la première fois (en 1542), par Léonard Fusch, professeur à l'Université de Tubingue, qui lui donna le nom botanique qu'elle porte aujourd'hui. Son ouvrage a pour titre : *De historia stirpium Commentarii insignes, adjectis earumdem vivis plus-*

quam quingentis imaginibus. Accessit vocum difficilium et obscurarum explicatio Basileæ (1542, in-fol.)

Dans la seconde moitié du même siècle (1666), Pierre Borel, de Castres, présente la digitale comme produisant les mêmes effets que les amers en général et la gentiane en particulier.

« Adstringit et exsiccat; decoctum ejus oris ulcera curat mirifice, aliaque ulcera. Est amara, calida et sicca, et uno verbo vires habet gentianæ. »

Plus tard (1689), de Meun prétend qu'elle n'est pas employée en médecine et qu'elle sert seulement comme plante d'ornement.

Au xviii° siècle, dans l'histoire des Plantes Suisses d'Albert de Haller, traduite du latin, à Berne (1791), la digitale est considérée comme vomitive, purgative et nauséeuse.

Cependant le traducteur dit : « Elle n'est point connue parmi nous et m'est suspecte. »

Après cette longue période d'hésitation et d'incertitude sur les propriétés et l'usage de la digitale, paraît un homme qui, par la multiplicité, la persévérance et la sagacité de ses expériences sur l'emploi de cette plante, nous révèle, dès la fin du xviii° siècle (1779), sa valeur, ses propriétés physiologiques et thérapeutiques.

Cet homme, c'est Withering qui commença à la prescrire à l'hôpital de Birmingham en 1775.

Il résuma les résultats de ses travaux et présenta, dès 1779, à la Société de médecine d'Edimbourg, une étude et un rapport sur 163 expériences personnelles.

Le crédit de l'auteur, sa haute notoriété comme praticien, donnèrent dès lors une grande vogue à la digitale.

Presque au même moment, Cullen, ami de Withering, vint confirmer les expériences de ce dernier; son travail a aussi son importance et doit garder sa place dans les annales médicales.

Mais l'œuvre vraiment magistrale sur l'emploi et les propriétés de la digitale, c'est l'ouvrage publié par Withering en 1785 et qui a pour titre : *An account of the Foxglove*, William Withering, Birmingham MDCCLXXXV (*Histoire de la digitale*, par William Withering, Birmingham, 1785).

Nous avons détaché en les traduisant presque littéralement les deux parties importantes : 1° Histoire de la digitale dans la pratique moderne ; 2° Effets de la digitale et précautions à prendre en l'administrant.

I. *Histoire de l'introduction de la digitale dans la pratique moderne.*

De même que les plus évidentes, les plus sensibles propriétés des plantes, telles que : leur goût, couleur, odeur, n'ont que peu de rapport avec les maladies qu'elles sont appelées à guérir, de même leur vertu particulière n'a aucun rapport certain avec leur forme extérieure. Leur analyse chimique par le feu est complètement abandonnée, ayant été jugée tout à fait inutile.

Peut-être trouvera-t-on d'autres manières d'analyser qui donneront un meilleur résultat ; mais, jusqu'à présent, nous n'avons fait que très-peu de progrès dans la chimie des substances animales et végétales ; nous devons donc apprendre à connaître les plantes, soit en observant leurs effets sur les animaux quadrupèdes, soit (par analogie) en déduisant leurs propriétés, des propriétés déjà connues de quelques-uns de leurs congénères ou enfin par leur usage

Fagart.

2

empirique ou l'expérience journalière. La première méthode n'a pas encore été beaucoup suivie, et la deuxième ne peut être perfectionnée qu'en proportion que nous approchons de la découverte d'un système vraiment naturel ; mais la dernière, aussi loin qu'elle s'étende, est au service de toutes les personnes qui accepteront des renseignements sans s'inquiéter d'où ils viennent.

C'est une circonstance de cette sorte qui a tout d'abord fixé mon attention sur la digitale.

En 1775, on me demanda mon opinion sur une recette (de famille) pour la cure de l'hydropisie, recette dont une vieille femme du Shropshire avait, m'a-t-on dit, gardé le secret et dont elle avait, à ce qu'il paraît, quelquefois obtenu des guérisons, après que les plus habiles médecins avaient échoué ; on me prévint aussi que les effets produits étaient de forts vomissements, des purges, et que l'effet diurétique semblait avoir été ignoré. Cette médecine se composait d'à peu près vingt herbes différentes ; mais, pour un expert sur ces sujets, il n'était pas difficile de découvrir que l'herbe active ne pouvait être autre que la digitale.

Mon digne prédécesseur ici, le spirituel et l'humain Dr Small, avait l'habitude de donner ses consultations aux pauvres une heure par jour ; cette habitude que j'ai conservée jusqu'à ce que nous eussions un hôpital pour les malades indigents, me donna l'occasion de mettre mes idées à exécution dans beaucoup de cas ; le chiffre des pauvres qui venaient demander des conseils s'élevait de deux à trois mille par an. Je trouvai bientôt que la digitale était un diurétique très-puissant ; mais alors et même encore après, je la donnais à une dose beaucoup trop élevée et j'en continuais trop longtemps l'emploi, car je me trompais en lui attribuant les mêmes effets qu'à la squille, qui

généralement agit mieux sur les reins lorsqu'elle excite les
nausées; je désirais produire le même effet par la digitale.
En prescrivant de cette façon, quand j'avais tant de malades à examiner, dans l'espace d'une ou tout au plus deux
heures, on ne pouvait pas prétendre que je fusse très-dif-
ficile, mais encore moins pouvais-je prendre des notes sur
tous les cas qui se présentaient; je trouve cependant men-
tionnés dans mes papiers seulement deux ou trois cas pour
lesquels le médicament a réussi; c'est d'après ce genre
d'expériences que je m'aventurai à affirmer, dans le *Bota-
nical Arrangement*, publié dans le cours du printemps suivant que la digitale pourprée mériterait plus d'attention
que la pratique moderne ne lui en accordait. Pourtant je
ne l'avais pas encore introduite dans ma pratique usuelle,
lorsqu'un événement eut lieu qui m'encouragea à le faire.
Mon honoré et respectable ami le Dr Ash me dit que le
Dr Cawley, alors principal du collége de Bazen-Nose, Ox-
ford, avait été guéri d'un hydrothorax par l'usage empirique de la racine de digitale, après avoir été abandonné
par quelques-uns des premiers médecins de l'époque.

Je résolus alors de poursuivre mes premières idées plus
rigoureusement qu'auparavant, mais connaissant bien l'efficacité incertaine de l'emploi de la racine d'une plante
bi-annuelle, je continuai d'employer les feuilles; j'ai
trouvé qu'il fallait varier les doses selon les saisons de
l'année; mais je pensais, qu'en les cueillant toujours à
une époque où la plante fleurit, qu'en les faisant soigneu-
sement sécher, la dose pourrait être assurée, aussi exactement qu'une autre médecine et je n'ai pas été désappointé
dans cette espérance. Plus j'ai vu la grande puissance de
cette plante, plus il semble nécessaire de la donner à dose
très-exacte; je crois que ce degré d'exactitude n'est pas
compatible avec l'usage de la décoction qui ne dépend pas

toujours des soins de ceux qui sont chargés de la préparer; mais il est facile de concevoir par analogie avec une autre plante de la même famille (le tabac), que ses propriétés actives peuvent être altérées par une coction prolongée; la décoction est en conséquence laissée de côté et l'infusion la remplace. Après cela, je commençai à me servir des *feuilles en poudre*, mais tout de même je prescrivais très-souvent l'infusion; plus tard des expériences me convainquirent que l'effet diurétique de cette médecine ne dépend pas complétement de ses propriétés nauséeuses et vomitives, mais au contraire, que, quoique l'augmentation de sécrétion urinaire succède fréquemment ou existe en même temps que ces effets, néanmoins ils sont loin d'être favorables et nécessaires : j'ai souvent vu que l'évacuation d'urine s'arrête quand la dose a été imprudemment administrée de façon à occasionner les vomissements. Si le médicament purge, il est presque certain qu'il ne produit pas ses effets diurétiques; cependant l'effet purgatif ayant eu lieu, je l'ai vu réussir en y joignant une légère dose d'opium, de manière à faire cesser son action sur l'intestin.

Dans l'été de l'année 1877, je fis sécher une certaine quantité de feuilles et comme il était alors possible d'en assurer la dose, elles furent adoptées graduellement par les médecins de ma connaissance. Au mois de novembre 1877, en conséquence d'une étude du célèbre chirurgien, M. Russel de Norcester, je lui envoyai le compte rendu suivant que j'ai choisi pour être introduit ici, afin de faire connaître les idées qu'alors j'avais adoptées sur le médicament et combien je me trompais sur sa dose réelle.

« Généralement je l'ordonne en décoction: 3 drachmes (11 grammes) des feuilles sèches et cueillies au moment de la floraison, on les fait bouillir dans douze ou huit onces d'eau ; deux cuillerées de ce médicament données toutes les deux heures exciteront tôt ou tard les nausées. J'ai quelquefois employé les feuilles vertes récoltées en hiver, mais alors j'ordonnais trois fois la mesure et dans un cas j'employais trois onces dans un demi-litre de décoction, avant que l'effet attendu ne se soit produit. Je considère la digitale ainsi donnée, comme le plus certain diurétique que je connaisse, et ses effets diurétiques ne dépendent pas seulement de l'état nauséeux qu'elle produit, car dans les cas où la squille et l'ipéca étaient donnés de façon à maintenir les nausées plusieurs jours de suite et que le flux d'urine n'avait pas lieu, j'ai trouvé que la digitale réussissait et j'ai dans plus d'un cas donné la digitale en plus petite dose et à plus de distance, de sorte que le flux d'urine a eu lieu sans aucune souffrance sensible de l'estomac. En général je la donne de la manière que j'ai tout d'abord mentionnée et j'ordonne qu'une dose soit prise après que le malaise a commencé ; je suspens alors tous les médicaments pendant trois, quatre et cinq jours, excepté les médicaments cordiaux qui sont nécessaires ; à ce moment les nausées diminuent et l'appétit revient plus fort qu'auparavant ; quelquefois le cerveau est considérablement affecté par le médicament et il s'ensuit d'indistinctes visions ; mais je n'ai jamais trouvé de mauvais effets consécutifs permanents. Je l'emploie dans l'ascite, l'anasarque, l'hydrothorax ; autant que l'élimination de l'eau contribuera à guérir le malade, autant on peut espérer en ce traitement ; mais je ne désirerais pas qu'elle fût employée dans l'ascite des femmes, croyant que plusieurs de ces derniers cas sont l'hydropisie de l'ovaire et aucun homme sensé n'espérera voir le fluide enkysté, enlevé par des médicaments. J'ai été souvent obligé d'évacuer l'eau chez le même malade, en répétant la décoction ; mais ceci a eu lieu à une suffisante

distance de temps pour permettre, en intervenant avec
d'autres médicaments et un régime convenable, que le malade obtienne à la fin une guérison parfaite. Dans certains
cas, la décoction devient à la fin si désagréable que la
moindre quantité produira l'effet nauséeux et j'ai souvent
trouvé qu'il était nécessaire d'altérer son goût par le mélange d'eau, de cannelle, de sirop ou d'eau de genièvre com-
posée. Je permets et prescris même à mes malades de boire
souvent une grande quantité de cette liqueur pendant tout
le cours de la cure; quelquefois quand l'évacuation a été
très-subite, je trouve qu'un bandage est aussi nécessaire
que lorsqu'on fait usage du trocart.

Au commencement de l'année 1779, quelques cas d'hydropisie se présentèrent à mon attention, ils étaient la
suite de fièvre scarlatine et de maux de gorge qui ont sévi
si généralement au milieu de nous l'année précédente;
quelques-uns d'entre eux ont été guéris par la scille ou
d'autres diurétiques, mais les malades ont rechuté; chez
d'autres, l'hydropisie n'a pas reparu de plusieurs semaines
après que la première indisposition avait cessé. Cependant
il ne m'est pas possible de donner beaucoup de détails;
ayant négligé de prendre des notes; cela pourtant est moins
à regretter, puisque dans tous les faits les symptômes se
ressemblaient beaucoup et les cas furent tous, sans exception, guéris par la digitale. Cette dernière circonstance m'a
encouragé à employer le médicament plus fréquemment
que je ne l'avais fait jusqu'ici et l'expérience m'apprit à en
user avec plus d'habileté.

En février 1779, mon ami le Dr Stokes communiqua à la
Société médicale d'Edimbourg le résultat de mes expériences sur la digitale et dans une lettre qui m'est adressée en
novembre suivant il dit; « le Dr Hope en conséquence de

ce que j'ai raconté à mon ami, le Dr Broughton, a essayé la digitale dans l'infirmerie, avec succès. »

Le Dr Stokes m'a dit également que le Dr Hamilton en avait guéri des hydropisies en l'année 1781. Un autre de mes dignes amis le Dr Duncan m'informa que le Dr Hamilton qui avait appris l'emploi de la digitale par le Dr Hope, l'avait administrée très-souvent à l'hôpital d'Edimbourg. Le Dr Duncan me dit aussi que l'habile M. Charles Darwin lui assura qu'elle avait été administrée par son père dans les cas d'hydrothorax et que depuis, il en avait fait mention dans ses cours et l'avait même employée dans sa pratique. Enfin dans l'année 1783, elle fit son apparition dans la Pharmacopée d'Edimbourg, où elle fut, m'a-t-on dit, reçue d'après la recommandation du Dr Hope : mais ce dont je suis convaincu, c'est que la digitale sera de nouveau rejetée si on continue à l'administrer d'une manière illimitée ainsi qu'on l'a fait jusqu'ici à Edimbourg et en doses aussi fortes qu'on l'ordonne à Londres. Dans les cas suivants, le lecteur trouvera d'autres maladies que les hydropisies pour lesquelles on l'emploie : en particulier la phthisie. Je fus porté à l'essayer dans cette affection sachant qu'elle avait été beaucoup employée par le peuple de l'ouest de l'Angleterre. Dans cette maladie, cependant, d'après mon expérience elle n'a rendu que de petits services, néanmoins je suis disposé à lui accorder d'autres essais, car dans un traité de Parkinson, j'ai trouvé la note suivante, à l'article : *Digitale*, écrit je crois par M. Saunder qui a pratiqué plusieurs années, avec succès comme chirurgien et pharmacien à Stourbrige, dans le Norcestershire :

« La maladie de poitrine est infailliblement guérie par une légère décoction de feuilles de digitale dans de l'eau ou dans du vin et de l'eau que l'on boit constamment ; on prend du jus de l'herbe et de la fleur, on le clarifie et on en fait un sirop délicat avec du miel, dont on prend trois cuillerées, deux fois par jour, à heures fixes. L'usage de ces deux choses, depuis peu, a opéré de grandes merveilles dans des cas de maladie de poitrine, mais il faut de la prudence dans son emplöi, car elle est de nature à faire vomir; on en donne tout d'abord une petite quantité et on augmente la dose à mesure que les forces du malade la supportent, de peur qu'au lieu de guérir, on fasse du mal avec cette infusion ou ce sirop. »

Les précautions, jointes à ces éloges sur le médicament, font croire que l'auteur a parlé d'après sa propre expérience.

On m'a dit dernièrement qu'une personne du voisinage de Marwich possède une bonne recette pour l'hydropisie dont la digitale est la médecine active, et une dame de l'ouest du Yorkshire m'a assuré que le peuple dans son pays se guérit des affections d'hydropisie en buvant du thé de digitale. Pour confirmer cela, je me rappelle qu'il y a à peu près deux ans, ayant été demandé pour un commis voyageur du Yorkshire, je le trouvai vomissant, la vue troublée, le pouls ne battant que quarante pulsations à la minute; après l'avoir interrogé, j'appris que sa femme avait fait bouillir une forte poignée de feuilles vertes de digitale dans un quart de litre d'eau et qu'il avait bu le tout d'un trait pour se guérir d'un asthme; cette bonne femme connaissait le remède de son pays, mais non la dose, car son mari faillit en mourir.

Il est probable que cette rude manière d'administrer la digitale a été plus générale que je ne le pensais, mais il est étrange qu'aucun auteur ne semble avoir reconnu ses effets diurétiques.

II. — *Des effets de la digitale et des précautions à prendre*
en l'administrant.

Quand la digitale est donnée à fortes doses et souvent
répétées, elle occasionne : malaises, vomissements, diarrhée, vertiges, visions indistinctes, apparition d'objets
verts ou jaunes, augmentation de sécrétion d'urine, accom-
pagnée de besoins fréquents de miction et quelquefois
d'impuissance à se contenir ; le pouls est ralenti et peut
même descendre jusqu'à trente-cinq pulsations à la minute;
les sueurs sont froides, il se manifeste : convulsions, syncope ; la mort même peut s'en suivre.

Je crois encore, ainsi que je le montre dans mes observations que la digitale excite un abondant flux de salive.

Quand on la donne à doses moins élevées, elle produit
'a plupart de ces effets à un degré moindre, et il est curieux
d'observer que les vomissements provoqués par une certaine dose de ce médicament n'apparaîtront que plusieurs
heures après qu'on en aura cessé l'usage. Le flux d'urine
précédera souvent, accompagnera quelquefois, ou bien
suivra fréquemment la nausée à quelques jours de distance.
Cependant il n'est pas rare, au moment de l'état nauséeux,
de constater une diminution de la sécrétion urinaire.

Les vomissements provoqués par la digitale diffèrent
considérablement de ceux provoqués par toute autre mé-
dication ; particulièrement, ils rendent le malade inquiet,
ls s'arrêtent, reviennent aussi violents qu'auparavant et
continuent ainsi à revenir pendant trois ou quatre jours,
mais à des intervalles de plus en plus éloignés.

A ces souffrances du malade succède, comme dédommagement, un appétit plus grand que celui qui existait auparavant.

Il n'est pas nécessaire, pour obtenir les effets désirés de la digitale, de voir survenir la nausée et les vomissements car c'est là, je crois, un effet de notre inexpérience.

Peut-être le lecteur comprendra-t-il mieux comment la digitale doit être administrée en lui donnant les détails suivants de mes propres progrès, plutôt que par des préceptes donnés d'une façon dogmatique et dont la source reste voilée dans l'obscurité.

Tout d'abord, je pensais qu'il était utile de provoquer, de continuer les nausées en vue d'assurer les effets diurétiques.

J'appris bientôt que les nausées une fois excitées, il n'était pas nécessaire de renouveler le médicament, puisqu'il était certain qu'elles reviendraient souvent par intervalles plus ou moins longs. En conséquence, mes malades devaient *persister jusqu'à ce que les nausées eussent paru et alors cesser l'usage du médicament.*

Mais bientôt il semblait que les effets diurétiques se produisaient d'abord et quelquefois s'arrêtaient quand la nausée ou une diarrrhée survenait. L'ordonnance était ainsi prescrite : *continuez le remède jusqu'à ce que l'urine revienne ou que le malaise ou purge ait lieu.*

Je me tins à cette méthode pendant deux ou trois ans, mais des cas survinrent où le pouls baissait à un degré alarmant, sans être précédé d'aucun effet. En conséquence, l'ordonnance demandait une attention plus grande par rapport à l'état du pouls, et il était plus que jamais urgent de ne pas répéter les doses trop souvent, mais de laisser le temps suffisant pour que chaque effet se produisît, car il était très-possible de donner une quantité nuisible du médicament avant que l'état nauséeux ne parût. Alors donnez

le remède à la dose et aux intervalles indiqués plus haut,
continuez-le jusqu'à ce qu'il agisse, soit sur le rein, l'estomac, le pouls ou les iutestins, cessez au premier début
d'un de ces effets, et je soutiens que le malade ne souffrira
pas de l'action de la digitale, ni que le médecin ne sera désappointé dans aucune de ses sérieuses espérances; si elle
purge, elle réussit rarement bien.

Le malade pourra boire librement pendant l'action du
médicament ce qu'il désire et autant qu'il a soif; cette ordonnance est des plus nécessaires, car généralement le malade est préoccupé de l'idée de sécher son hydropisie par
l'abstinence des liquides ou la crainte d'augmenter le mal
en favorisant sa tendance à boire.

Dans le cas d'ascites, d'anasarque, quand le malade est
faible et que l'écoulement de l'eau est rapide, l'emploi d'un
bandage convenable est indispensable ou nécessaire. Si
l'eau n'est pas entièrement évacuée, il est mieux de ne répéter le remède qu'après un intervalle de quelques jours
pour qu'on puisse donner de la nourriture et des toniques;
mais la vérité m'oblige à avouer que les médicaments toniques les plus en usage ont souvent dans ces cas trompé
mes espérances.

D'après quelques cas qui se sont présentés dans le cours
de l'année, je suis disposé à croire que la digitale doit être
donnée en petites doses, voir deux ou trois grains par jour
et ainsi graduellement pour chasser une hydropisie, sans
attendre d'autres effets que les effets diurétiques modérés
et sans l'interrompre jusqu'à ce que la cure soit complète.
Si par inadvertance la dose de la digitale était prescrite
trop fortement, qu'elle agitât trop rapidement et excitât
par trop, la connaissance d'un remède agissant contre serait une chose désirable; peut-être plus tard un tel remède
sera-t-il découvert!

Les cordiaux et volatiles les plus en usage sont rejetés de l'estomac, tandis que les aromates fort amers sont plus longtemps gardés ; l'eau-de-vie chassera quelquefois le malaise si elle n'est pas trop forte. Je crois qu'une petite dose d'opium serait utile, mais je suis certain du résultat obtenu par le vésicatoire.

M. Jones a trouvé dans un cas que le thé de menthe était gardé plus longtemps qu'autre chose.

Des préparations et des doses de la digitale

Toutes les parties de la plante ont plus ou moins le même goût amer ; ce goût change selon l'âge de la plante et la saison de l'année.

Des racines. — Elles varient beaucoup avec l'âge de la plante. Quand celle-ci est poussée et fleurie, ce qui a lieu la seconde année de sa croissance, la racine devient sèche et presque sans goût et elle ne pousse plus. Quelques médecins qui ont employé la racine et ont été assez heureux pour guérir leurs malades sans exciter de malaise, ont été contents de pouvoir me communiquer cette circonstance comme un progrès dans l'emploi de la plante. Je n'ai aucun doute sur la vérité de leurs observations, dont je les remercie. Mais le cas du Dr Cawlet met ce sujet hors de contestation ; le fait est qu'ils ont été heureux d'employer la racine quand elle approchait de sa maturité, et par conséquent, n'ont pas donné de trop fortes doses à leurs malades. Je pourrais, s'il était nécessaire, donner d'autres preuves démontrant que la racine est aussi capable que les feuilles d'exciter les nausées.

De la tige, — La tige, quand elle bourgeonne, a plus de
goût que la racine et en a moins que les feuilles ; je ne sache
pas qu'elle ait été choisie particulièrement pour être employée.

Des feuilles. — Elles varient beaucoup dans leur efficacité, selon les différentes saisons de l'année, et peut-être
aux différents degrés de leur pousse ; mais je ne suis pas
certain que cette variation ait lieu au même degré que
l'intensité de leur goût amer.

Des personnes ayant eu l'habitude d'employer les feuilles
nouvelles m'ont dit qu'elles répondaient à leur but, à n'importe quelle saison de l'année, et je les crois, nonobstant
que j'aie moi-même trouvé beaucoup de variations à cet
égard. La solution de cette difficulté est évidente. Ces personnes ont employé les feuilles dans une si grande proportion, que la dose a été suffisante, ou plus que suffisante,
même dans leur état le moins efficace.

Les pédoncules des feuilles semblent dans leurs propriétés efficaces être à un degré intermédiaire entre les feuilles
et la tige principale.

Des fleurs. — Les pétales, les filaments, le pistil, ont
presque le goût des feuilles, et il m'a été suggéré par un
ami qu'il est mieux de s'arrêter aux fleurs pour l'usage
interne. Je ne vois aucune objection à cette proposition,
mais je n'en ai pas fait l'essai.

Des graines. — Elles n'ont pas été essayées jusqu'ici, du
moins je le crois.

D'après cet examen des différentes parties de la plante,
il est facile de comprendre pourquoi je persiste à préférer

les feuilles ; celles-ci doivent être cueillies après que la tige a fleuri et qu'elle est poussée, et vers l'époque où les fleurs s'épanouissent. La queue de la feuille et sa côte se jettent, ce qui reste de la feuille se met à sécher dans un plat d'étain, soit au soleil, soit devant le feu.

Si les feuilles sont bien séchées, elles s'écrasent facilement en une poudre verte qui pèse un peu moins que la cinquième partie du poids des feuilles. Il ne faut pas surtout les laisser brûler, ni qu'elles sèchent plus qu'il est nécessaire pour qu'elles se réduisent en poudre.

Aux adultes, je donne deux fois par jour de 2 à 3 grains de cette poudre ; dans l'état affaibli où le médecin trouve généralement les malades atteints d'hydropisie, 4 grains par jour suffisent. Je donne quelquefois la poudre seule, quelquefois j'y joins des aromates, et d'autres fois j'en fais des pilules avec une quantité suffisante de savon ou gomme ammoniaque ; si on préfère administrer le médicament en liquide, je prescris une dose légère de cette feuille séchée, qu'on fait infuser pendant quatre heures et demie dans un demi-litre d'eau bouillante, auquel on ajoute une once d'eau-de-vie.

Une once de cette infusion prise deux fois par jour est une dose moyenne pour un malade adulte ; si le malade est plus fort que d'ordinaire ou que les symptômes soient très-urgents, cette dose (une once) doit être prise en huit heures, et au contraire, dans bien des cas, une demi-once à la fois suffit.

Environ 30 grains de poudre ou 8 onces d'infusion doivent se prendre généralement avant que les nausées commencent.

Le génie de l'homme s'est toujours attaché à changer les formules et combinaisons des médicaments ; c'est ainsi que nous avons des teintures spiritueuses, vineuses et acéteuses, des extraits forts et doux, des sirops faits avec du sucre et du miel. Mais plus nous multiplierons les formules de n'importe quel médicament, plus nous serons longs à découvrir la dose réelle ; cependant, je n'ai pas la moindre objection à faire à aucune de ces formules, excepté à l'extrait, qui, à cause de la nature de sa préparation, doit être toujours incertain dans ses effets. Je crois qu'un médicament, dont la plus grande dose en substance ne dépasse pas 3 grains, n'a pas besoin de condensation.

Il paraît, d'après plusieurs cas, que, quand la digitale st disposée à purger, l'opium peut y être joint avantageusement ; quand les intestins ne fonctionnent pas, le jalap peut être donné en même temps sans nuire aux effets diurétiques de la plante.

Mais je n'ai pas trouvé d'avantage dans l'emploi d'aucun autre mélange. D'après cet examen des doses dans lesquelles la digitale doit être donnée, et d'après le témoignage de beaucoup de cas où elle a été administrée à quantité de six, huit, dix, ou même douze fois plus qu'il n'était nécessaire, nous devons admettre ou que ce remède est parfaitement inoffensif quand il est donné comme je le conseille, ou que les médicaments employés journellement sont très-dangereux.

Telle est, dans ses points essentiels, l'œuvre du maître qui, un siècle avant nous, établissait si clairement pour la première fois et du premier coup, toutes les propriétés de la digitale. L'engouement pour le remède ne tarda pas à devenir tel qu'on l'employa dans presque toutes les maladies : phthisie, pneumonie, scrofule, asthme, dartres, maladies mentales, gale, etc., etc.; puis, comme il arrive pour les remèdes appliqués sans discernement, en dehors des indications vraies, la digitale retomba dans l'oubli. Ce n'est guère qu'au commencement de ce siècle que Beddoes rappela l'attention sur elle en exagérant ses vertus contre la phthisie pulmonaire. Pendant quelque temps encore, les recherches sur la digitale restèrent l'apanage de nos voisins les Anglais, et ce n'est qu'après les publications de Kinglake, Maclean, Magennis, que les autres pays mettent cette plante à l'étude.

On sait à combien de recherches physiologiques et thérapeutiques, cliniques et expérimentales, la digitale a fourni matière depuis la découverte de l'auscultation.

En tous cas, et quels que soient les progrès accomplis, la monographie de Withering, si précise, si vraie, si pleine de documents confirmés par une longue expérience, restera comme un monument impérissable. On a pu ajouter beaucoup, adapter le remède à des affections mieux définies; on n'a eu, on n'aura jamais rien à retrancher de l'exposé magistral que nous venons de traduire.

Introduction de la digitale dans la matière médicale. — La digitale avait figuré, pour la première fois, dans la Pharmacopée de Londres en 1721 ; l'édition de 1746 l'avait rayée. Elle y prit enfin droit de médicament en 1788.

A Édimbourg, la Pharmacopée, qui l'avait adoptée en 1744, la supprima dans son édition de 1756, pour lui donner une place définitive en 1783.

Nous pouvons donc dire d'une manière certaine, après ce petit historique, que c'est bien à l'exposé si clair et si défini que Withering venait de donner de l'action de la digitale, qu'elle devait d'être enfin montrée au monde médical avec les propriétés merveilleuses que nous lui accordons aujourd'hui. Sa vertu hydragogue fut dès lors proclamée, et, comme dit Trousseau, « son efficacité fut tellement vantée, qu'on crut l'humanité à jamais prémunie contre l'hydropisie. »

Après Withering, Cullen, Schieman, nous arrivons au

commencement de ce siècle, qui vit éclore un nombre considérable de monographies publiées sur cette question : R. Kinglake (1801), Cuming (1804), Trousset, de Grenoble (1806), Mavré (thèse de Paris, 1807), Sanders (1808), (Vassal (1809), Fanzago (Padova, 1810), Rasori (1811), Weaver (1815), Gérard (1819, Bidault de Villiers (8 fructidor, an XI), Sandras (1827, 1828, 1829).

Malgré tous ces travaux, on ne parvint pas à étendre le cercle des connaissances acquises sur la digitale, et la discussion demeura toujours renfermée dans les deux principales propriétés déjà bien connues : la diurèse et l'action sédative.

Cependant, comme le dit Bayle, jusqu'en 1835, le nombre des faits publiés sur l'emploi de la digitale s'élève à plus de 2,725, recueillis par plus de quarante auteurs (Babab, Bayle, Beddoès, Bidaut de Villiers, Bréra, Caron, Chrétien, Comte, Cuming, Darwin, de la Porte, Dévillaine, Drake, Dupuy, Fanzago, Ferriar, Fowler, Gérard, Haller, Hufeland, Hutchinson, Jaurias, Jones, Joerg, Joret, Kinglake, Laudun, Mac-Lean, Magennis, Mavré, Merz, Mossman, Mouton, Ronzel, Sanders, Sandras, Schiemann. Tommasini, Trousset, Vassal, Weaver, Withering, Rasori, Clutterbuck, Currie, Crawford).

De là, laissant en arrière quinze années tout à fait stériles sur ce sujet, nous arrivons aux travaux de Traube, qui publia successivement deux mémoires, 1850, 1851, sur les effets de la digitale pourprée dans les maladies fébriles, le rhumatisme, la péricardite. Telle est l'origine de la troisième période de la digitale, de sa période contemporaine, à laquelle nous nous arrêtons. D'ailleurs, nous ne pourrions la suivre plus loin sans sortir de notre sujet et sans parler de la digitaline, qui venait d'être obtenue par par MM. Homolle et Quévenne (1844). Celle-ci devint bientôt l'objet d'un engouement presque général ; chacun voulut en rechercher les effets, et, à part quelques fidèles, la plupart de nos praticiens laissèrent dépérir les feuilles de digitale dans les casiers des pharmaciens.

Disons, en passant, que la commodité des granules est, pour une grande quantité de médecins, le plus précieux avantage de l'alcaloïde ; avec les granules, la formulation devient facile.

Historique des applications de la digitale à la cure des maladies.

Withering donnait la digitale dans tous les épanchements séreux : l'anasarque, l'ascite, l'hydrothorax, mais il la rejetait dans l'ascite des femmes, croyant que plusieurs de ces derniers cas sont l'hydropisie de l'ovaire ; et tout homme sensé, dit-il, n'espérera pas voir le fluide enkysté enlevé par des médicaments. — En 1781, le Dr Hamilton guérit avec ce médicament quelques cas d'hydropisie. A la même époque, le Dr Hope l'administrait souvent à l'hôpital d'Edimbourg, et Charles Darwin la donnait dans l'hydrothorax.

Kinglake, en 1801, la donne dans la phthisie ; Cuming, en 1804, dans la pneumonie ; en 1806, Trousset (*Mémoire sur l'hydrothorax*), rapporte plusieurs cas d'hydrothorax guéris par la digitale.

Mavré (Thèse de Paris, 1807) cite un cas d'hydrothorax et un cas d'ascite guéris par la digitale.

En 1808, Sanders donne le résultat de ses observations : c'était surtout dans la phthisie qu'il donnait la digitale.

Vassal (Thèse de Paris, 1809) cite plusieurs cas d'hydrothorax guéris par la digitale pourprée, avec laquelle il a vu guérir aussi plusieurs cas d'hydropéricarde. Il cite également plusieurs cas d'ascite guéris par la digitale, mais il donne deux cas d'insuccès de ce médicament : 1° ascite enkystée, 2° hydropisie enkystée de l'abdomen.

Mac-Lean la donne dans la pleurésie et commence à la rejeter dans la phthisie.

Ferriar la donne dans l'asthme, la toux, les dartres, etc.

Schiémann l'administre contre les scrofules, et Hufeland dit en avoir guéri plus de 300 cas.

En 1810, Fanzago la donne dans les maladies mentales.

Gérard (Thèse de Paris, 1819) donne la digitale dans les anévrysmes du cœur, mais il employait en même temps les saignées abondantes.

Carron la donne également dans les anévrysmes, et plusieurs fois, dit-il, il a réussi à ralentir les progrès de la maladie.

Weaver (1815) la donne contre la gale papuliforme invétérée.

Sandras, pendant trois années (1827, 1828, 1829), l'expérimente dans une foule de maladies.

De nos jours, la digitale trouve un emploi presque exclusif dans les maladies du cœur. Cependant, en 1850, Traube l'expérimenta dans les maladies fébriles, la pneumonie, le rhumatisme aigu, la péricardite, etc.

Vunderlich (de Leipzig), en 1862, s'applique à l'étude de la digitale dans la fièvre typhoïde.

M. Gubler l'a employée dans le delirium tremens et en a obtenu de bons résultats.

M. le professeur Lasègue l'a quelquefois employée comme hémostatique, probablement parce qu'elle agit sur la contraction des capillaires.

CHAPITRE III

Action toxique. — Les auteurs qui ont écrit sur l'action toxique des feuilles de digitale ont, en général, pris pour type de cette action, l'action de la *digitaline*. Ceux, qui ont écrit avant la découverte de la *digitaline*, et ceux qui depuis ont traité plus spécialement de l'action toxique des feuilles de digitale elle-même, n'ont guère fait que reproduire les observations de Withering, en y ajoutant toutefois un certain nombre de faits inexacts, à raison de la manière vicieuse dont ils ont traité la question :

1° Les uns, partisans de la toxicologie animale expérimentale, ont appliqué à l'homme ce qui, en définitive, ne peut se rapporter qu'aux animaux. Ainsi, Bouley et Reynal raisonnent d'après le résultat de leurs expériences sur des chevaux ; c'est là une grave cause d'erreur, car un grand nombre des effets de la digitale cessent d'être les mêmes quand ils sont cherchés sur les différents sujets de l'espèce animale. Ainsi, pour ce qui est des effets topiques, on sait que la poudre de digitale, appliquée sur une muqueuse ou le derme dénudé du chien ou de l'homme, exerce une action corrosive, et qu'elle respecte la chair du lapin et des herbivores.

D'un autre côté, nous voyons que la digitale ou son principe actif, est un agent d'une grande puissance toxique pour la *presque totalité* des animaux soumis à son influence, à l'exception des *crapauds* (Vulpian, Blaquart).

2° D'autres n'ont jamais étudié l'action toxique de la digitale que sur l'homme malade, et se trompent tous en attribuant à ce médicament ce qui est le fait de la maladie.

Je donne ici comme exemple une observation de Cazenave, d'après laquelle il est facile de voir que la mort n'est point le fait de la digitale, mais bien d'une hémorrhagie cérébrale.

OBSERVATION I.

« Une jeune femme de 30 ans se présenta à une consultation gratuite pour des suffocations et des palpitations de cœur. Le médecin lui conseilla vingt gouttes de téinture de digitale pourprée. Au lieu de vingt gouttes, on lui donna vingt grains d'extrait de digitale dans une potion de 150 grammes. Elle en prit] d'abord une cuillerée, puis enfin trois cuillerées de suite.

« Elle tomba aussitôt en syncope, et on la releva paralysée du côté gauche. Elle reprit ses sens quelque temps après et se plaignit d'une violente douleur de tête. Les vomissements se montrèrent immédiatement.

« Appelé auprès d'elle, je trouvai la malade dans l'état suivant : peau chaude ; pouls petit, mais fréquent ; visage rouge ; yeux brillants et injectés, animés de mouvements convulsifs. Pupilles plutôt dilatées que contractées ; langue recouverte d'un enduit blanchâtre et rouge sur les bords ; agitation et loquacité extraordinaires.

« La malade se plaignait de douleurs vives à l'estomac et surtout d'une céphalalgie intense. Elle rendait toutes les cinq minutes de la bile d'abord, puis les boissons qu'on lui donnait pour apaiser sa soif. Les battements cardiaques étaient plus sourds et diminués d'intensité.

« Elle succomba *au dixième jour* avec des phénomènes convulsifs très-marqués. L'autopsie n'a pu être faite. (Cazenave. *Journal hebdomadaire*, 1832, t. VII.) »

La lecture seule de ce fait prouve, sans qu'il soit nécessaire de le démontrer, que la malade de Cazenave était at-
teinte d'une maladie du cœur, et que les accidents mortels
survenus à la suite de l'ingestion de la digitale, ne sont
pas le fait du remède, mais bien la conséquence de la lésion
cardiaque.

Je donnerai plus loin d'autres exemples de cette vicieuse
manière de raisonner à propos de la fièvre et du délire
qu'on a attribués à l'empoisonnement par la digitale ;

3° Enfin il en est qui, au lieu de s'en tenir à l'exposition
simple et toute nue des phénomènes, s'imaginent que les
explications constituent la science, et nous exposent des
manières de voir presque toujours insolites, tirées d'une
physiologie expérimentale douteuse, que renient en général les physiologistes de profession. Ainsi, par exemple, il
est bien difficile de savoir exactement s'il existe pour le
cœur, des nerfs modérateurs, accélérateurs, régulateurs,
dépresseurs, des nerfs d'arrêt, etc.

Que penser de ceux qui basent leurs explications des
effets de la digitale, sur l'action que ce poison est censé
exercer sur de pareils nerfs. Pour ne pas tomber dans ces
mêmes excès et dans les mêmes erreurs, je me suis pro-
posé d'étudier l'empoisonnement par la digitale sur
l'homme sain ou sur l'homme atteint d'une maladie dont
les phénomènes ne pourraient, en aucune manière, obscur
cir les troubles digitaliques, et d'exposer ensuite les faits,
simplement et sans aucune explication.

L'empoisonnement par la digitale est tantôt accidentel,
tantôt expérimental.

Etudions successivement les caractères de chacun de ces
empoisonnements.

Empoisonnement accidentel.—A dose excessive, les préparations de digitale portent à la fois leur action sur le cœur,

le canal digestif, le cerveau et les organes urinaires, et produisent des troubles et des désordres dans les fonctions de ces différents organes.

Presque aussitôt, ou peu après l'ingestion du poison, douleur vive à l'épigastre ; on voit survenir des nausées, vomissements, et après un temps assez court, coliques, évacuations alvines abondantes, avec diminution et suppression des urines ; lenteur, petitesse, mollesse, irrégularité du pouls. En quelques instants le malade est brisé, anéanti, on voit bientôt apparaître une sueur froide, le refroidissement des extrémités, une tendance à la syncope, céphalalgie gravative, étourdissement, troubles de la vue, vertiges, dilatation de la pupille, convulsions, etc.

OBSERVATION II.

Prise et communiquée par M. le Dr Audhoui.

« Un homme, dit M. Audhoui, âgé d'environ 50 ans, bien portant, ayant avalé par mégarde vers 4 heures du matin une grande dose de teinture de digitale au lieu de café, éprouva ce qui suit : dégoût, état nauséeux, douleur à l'épigastre, ensuite vomissements ; et, au bout d'une heure environ, coliques et déjections liquides copieuses.

« Je le vis à 8 huit heures du matin.

« Il était couché ou plutôt jeté sur une chaise longue, anéanti, brisé, découragé, la pensée tardive, mais nette, la face blême, les traits tirés, les yeux excavés, la vue trouble aves les pupilles à l'état normal.

« Il se levait à chaque instant pour vomir et rejeter par le bas une abondante quantité d'un liquide verdâtre, séro-bilieux.

« Debout, il titubait, fléchissait, éprouvait des vertiges et se sentait défaillir ; forcément il était obligé de se tenir aux meubles. A plusieurs reprises, je crus qu'il allait s'évanouir.

« La peau était froide, le pouls petit, régulier, lent ; je comptai

40. pulsations par minute ; la respiration lente et régul ière ; les urines supprimées.

« Cet état dura tout le jour.

« Le malade ne put rien prendre, car la moindre quantité de liquide renouvelait les vomissements ; il avait soif.

Le lendemain cessèrent les vomissements et les déjections ; les urines commencèrent à couler, mais tous les autres désordres persistèrent avec le dégoût, l'inappétence absolue et la soif.

« Le surlendemain, les sentiments de défaillance diminuèrent, le ponls était un peu relevé, il était plus fréquent, néanmoins au-dessous de la moyenne ; les urines coulaient plus abondamment, tout danger avait disparu.

« Mais ce ne fut que lentement, progressivement, que le pouls reprit son amplitude et sa rapidité, que les urines coulèrent comme d'habitude, que les forces nerveuses, intellectuelles et musculaires reprirent leur énergie ; puis enfin les fonctions digestives. Mais il fallut environ huit jours pour que cet homme se sentit en bon état et fut réellement rétabli.

« Je n'ai pu savoir au juste le poids de teinture de digitale que cet homme avait ingérée, mais à coup sûr la dose était très-forte. »

L'observation suivante, due au Dr G. Wilson, et que j'ai extraite des (*Arch. de méd.*, 1845, 4° série, t. VIII, p. 362), vient nous montrer une série de symptômes en tout semblables à ceux de l'empoisonnement qui vient d'être décrit :

OBSERVATION III.

Un jeune homme fort et bien constitué était affecté d'un léger mal de gorge. D'après le conseil qui lui fut donné par un de ses camarades, il se procura des feuilles de digitale pourprée, en quantité suffisante pour remplir le quart d'un petit pot à tisane, versa sur ces feuilles de l'eau bouillante et fit une assez forte infusion. Il en but une grande tasse avant d'aller se coucher et n'en ressentit d'autre effet qu'un sommeil lourd et prolongé. Dans la matinée du lendemain, il prit une seconde tasse de cette infusion qui était bien plus forte que celle de la veille, puisque les feuilles ava ient subi une forte macération, et il alla à son travail; mais il se sentit pris d'étourdissements et de lourdeur de la tête. Bientôt il chancela, ensuite il finit par perdre complètement connaissance.

Porté chez lui et mis au lit, il vomit bientôt et se plaignit de ressentir des douleurs très-vives dans l'abdomen. Lorsque le Dr Wilson arriva, il le trouva couché sur le dos, la peau froide, la face pâle et le corps couvert d'une sueur abondante. Il avait sa connaissance, mais il se plaignait d'une douleur violente dans la tête. Les pupilles étaient dilatées; le pouls était très-faible avec des intermittences toutes les trois ou quatre pulsations; le nombre des battements n'excédait pas trente-huit ou quarante par minute, et chaque battement, quoique très-faible, était accompagné d'un petit bondissement. La douleur était assez vive vers la région de l'épigastre et vers l'ombilic; les vomissements étaient continuels; constipation, suspension de la sécrétion urinaire; continuel écoulement de salive. Le malade prit à l'intérieur de l'eau-de-vie et de l'ammoniaque, etc.; les extrémités furent réchauffées et lorsque la réaction se fut produite, on administra des purgatifs. Sous l'influence de ce traitement, ce jeune homme se rétablit; mais, pendant plusieurs jours, il ne put garder la position debout. Le pouls conserva aussi pendant quelque temps ses intermittences et son ralentissement. (*London. Med. Gaz.*, août 1844.)

OBSERVATION IV.

Dans une autre observation du même genre, A. Taylor raconte qu'un jeune ouvrier, sur le conseil d'un charlatan, prend pour se purger, le matin, à jeun, une décoction faite avec 187 grammes de feuilles de digitale. Bientôt après apparaissent : vomissements, coliques, diarrhée.

Dans l'après-midi, sommeil profond, léthargique, qui dure jusqu'à minuit. Au réveil, coliques et convulsions généralisées.

Le médecin qui vit le malade dès les premières heures du second jour, le trouva dans les convulsions avec les pupilles dilatées, l'iris insensible, le pouls ralenti, petit, mou irrégulier.

Le patient tombe enfin dans le coma et succombe vingt-deux heures après l'ingestion du poison.

Empoisonnement expérimental. — Je me suis servi dans mes expériences, des 4 préparations suivantes :

1° De l'infusion ainsi préparée :

> Feuilles de digitale.... 0 gr. 20
> Eau bouillante........ une tasse.

Laissez refroidir, passez et sucrez;

2° De la macération froide :

> Feuilles de digitale.... 0 gr. 20
> Eau froide........... une tasse.

Laissez macérer douze heures, passez et sucrez.

Ces deux premières préparations ont toujours été faites et administrées par moi ;

3° De la teinture alcoolique de digitale préparée d'aprè la formule du Codex (5 parties de cette teinture représentent une partie de feuilles, en poids ;

4° Du sirop de digitale :

> Feuilles de digitale....... 10 gr.
> Alcool à 60°............. 25 gr.
> Eau distillée .... 400 gr.

Faites macérer pendant douze heures, dans un appareil à déplacement, laissez écouler le liquide, terminez le déplacement au moyen d'une petite quantité d'eau distillée, et transformez en sirop en faisant dissoudre à froid 600 gr. de sucre blanc. Ce sirop contient exactement par chaque gramme, les principes actifs extraits par l'eau et par l'alcool, de 0 gr. 01 de feuilles. Par conséquent, nous pouvons dire, qu'en administrant ce sirop par cuillerées, chaque cuillerée de 20 gr. environ, correspondra à peu près exactement à 0 gr. 20 de feuilles.

Ces deux dernières préparations qui ont toujours été, comme les premières, données par moi, ont été faites par M. Pons de L'aigle, avec les feuilles qu'il récoltait lui-même et dont nous nous sommes exclusivement servis pour la régularité de nos observations.

Exposé des faits. — Je me contente de rapporter ici 4 observations personnelles; ce ne sont pas les seules que je possède, mais je crois ce nombre suffisant pour parler de l'intoxication qui nous occupe.

OBSERVATION V.

Louis G..., 55 ans, entre le 19 août 1878 à l'hôpital de la Pitié, salle Saint-Michel, nº 9, pour une légère sciatique de la jambe gauche.

C'est un homme robuste et chez lequel l'auscultation ne révèle aucune lésion du côté du cœur; le pouls plein, régulier, présentait au sphygmographe le tracé suivant :

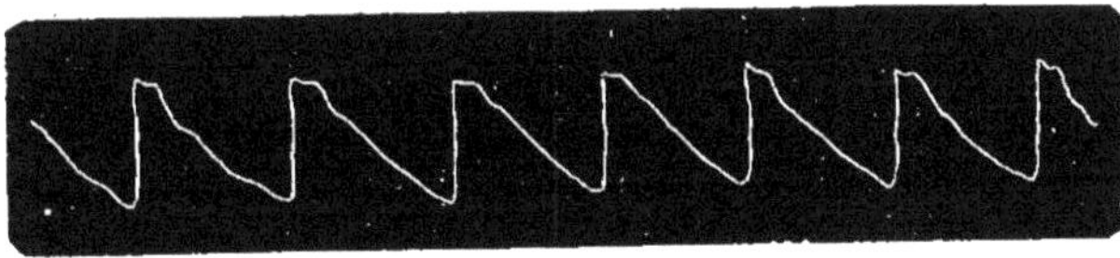

Nous commençons dès le lendemain l'administration de la digitale.

20 août. 1er jour, 9 h. 55 : P. 64; T. A. 36,5. — 1 gr. de teinture coolique de digitale. Pendant une heure, le pouls, examiné de

-cinq minutes en cinq minutes, n'a pas varié. *Urines des vingt-quatre heures :* 1500 *gr.*

2ᵉ jour, 9 h. 20 : P. 64 ; T. 36,5. — 2 gr. de teinture. Le pouls à 9 h. 35 était descendu à 61 ; à 10 h., P. 59. 5 h. du soir : P. 66. — 1 gr. de teinture. — Jusqu'à 5 h. 3/4, le pouls ne varie pas. *Urines des vingtquatre heures :* 1600 *gr.*

3ᵉ jour, 9 h. : P. 60 ; T. 36,4. — 2 gr. de teinture ; 10 h. 40, le pouls tombe à 58. — 5 h. du soir, P. 64. — 1 gr. de teinture ; 6 h., P. 60. *Urines des vingt-quatre heures :* 1600 *gr.*

4ᵉ jour, 9 h. 1/2 : P. 69 ; T. 36,4. — 2 gr. de teinture ; le pouls, à 9 h. 3/4, tombe à 67. — 5 h. du soir : P. 69. — 2 gr. de teinture. — 5 h. 1/4 : P. 64. — La nuit a été mauvaise, le malade n'a dormi qu'une heure, il a souffert de la jambe. *Urines :* 1700.

5ᵉ jour, 9 h. : P. 68 ; T. 36,2. — 2 gr, de teinture. 9 h. 3/4 : P. 64. — On donne 1 gr. de teinture à 1 h. de l'après-midi. — 5 h. du soir : P. 68. — 2 gr. de teinture ; 6 h. : P. 64. *Urines :* 1500. — *Le pouls est toujours régulier et paraît vibrer sous le doigt ; en même temps chaque pulsation est* ᴘʟᴜs ᴠɪᴛᴇ, *c'est-à-dire qu'elle échappe plus rapidement à la sensation du toucher.*

6ᵉ jour, 9 h. 10 : P. 59 ; T. 36,1. — 2 gr. de teint. ; 9 h. 1/2 : P. 57. — A 1 h., on donne 1 gr. de teinture. — 5 h. du soir : P. 59. — 2 gr. de teinture. — 5 h. 3/4 : P. 59. *Urines :* 1100.

7ᵉ jour, 9 h. : P. 58 ; T. 36,1. *Le pouls, toujours fort, devient irrégulier.* Je donne 2 gr. de teinture. — 9 h. 1/2 : P. 57 ; à 1 h., 2 gr. de teinture. — 5 h. du soir ; P. 55. — 2 gr. de teinture. — 5 h. 3/4 : le pouls n'a pas varié. *Urines :* 1500.

8ᵉ jour, 9 h. : P. 51 ; T. 36,1. — 2 gr. de teinture. — 9 h. 1/2 : P. 50. — A 1 h., 2 gr. de teinture. — 5 h. du soir : P. 46. — 2 gr. de teinture. — 5 h. 1/2 : le pouls tombe à 43. *Urines* 1200. — *L'appétit, qui les premiers jours s'était sensiblement accru, paraît moins marqué, et le malade semble éprouver un peu de dégoût. Pouls irrégulier.*

9ᵉ jour, 9 h. : P. 39 ; T. 36. — *Mal de tête, léger brouillard devant les yeux, sensation de plénitude de l'estomac, pas de nausées, pas de vomissements, diminution notable de l'appétit.*

L'irrégularité du pouls est très-marquée ; quatre pulsations plus courtes, deux plus longues ; l'intervalle entre chacune de ces dernières est quelquefois si considérable qu'on se demande si le cœur va de nouveau se contracter.

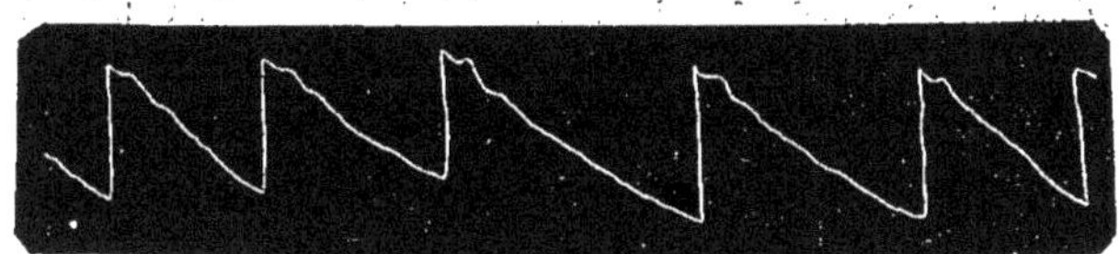

Alors suppression de la digitale. *Urines* : 1700.

10e jour, 9 h. : P. 48; T. 36,2 ; Urines : 800 gr.

11e jour, 9 h.: P. 49; T. 36,4; Urines : 800 gr. L'appétit re-vient.

12e jour, 9 h. 1/4 : P. 48, T. 36,2; Urines : 1000 gr. Le mal ide mange bien, mais il trouve ses digestions pénibles.

13e jour : P. 52; T. 36,1; Urines : 1200.

14e jour : P. 50; T. 36,1; Urines : 1400.

15e jour : P. 50; T. 36,2; Urines : 1500.

16e jour : P. 52; T. 36,2; Urines : 1000 gr.

17e jour : P. 61 ; T. 36,4; Urines : 1150. *L'appétit est bon.*

18e jour : P. 59; T. 36,4; Urines : 1150 gr,

19e jour : P. 59; T. 36,5 ; Urines : 1100 gr. L'appétit est bien revenu et les digestions sont faciles.

20e jour : P. 64, T. 36,5; Urines 1200.

21e jour : P. 64; T. 36,6; Urines 1200.

Retrouvant le malade dans les mêmes conditions que le premier jour, je cesse cette observation qui montre clairement que l'on peut obtenir une chute considérable du pouls, sans passer par la nausée, le vomissement, la diurèse, etc., etc.

OBSERVATION VI.

Elisa C..., 18 ans, domestique, entre à la Pitié le 31 août 1878, salle Notre-Dame, lit n° 24, pour une vaginite. C'est une forte fille, bien constituée, à Paris depuis peu de temps. Elle ne présente aucune lésion cardiaque et n'a jamais eu de rhumatisme ni de palpitations.

Les premiers jours qui suivirent son entrée, le pouls était fébrile et donnait 100 pulsations à la minute. On la laisse au repos absolu jusqu'à ce que la période aiguë de sa vaginite soit passée

Cependant le pouls n'est jamais tombé au-dessous de 90; il est assez petit, mais très-régulier.

La malade ayant bon appétit, dormant bien et ne se plaignant plus d'aucune douleur, c'est dans ces conditions que le 18 septembre, c'est-à-dire une vingtaine de jours après son arrivée, que nous commençons à lui donner la macération froide de feuilles de digitale, en augmentant chaque jour de 0 gr. 20 de feuilles.

18 septembre, 1er jour : P. 90; urines 1800 gr. — 0 gr. 20 de digitale en macération.

2e jour, 9 h. : P. 90°. — 0 gr. 20 en macération. — 9 h. 1/2, le pouls est tombé à 83°. — 5 h. du soir 0 gr. 20 en macération. *Urines* : 1800.

3e jour, 9 h. : P. 94, régulier. — 0 gr. 30 en macération, et à 9 h. 3/4 le pouls tombe à 87. — 5 h. du soir 0 gr. 30 en macération. *Urines* : 1300.

4e jour, 9 h. : P. 94. — 0 gr. 40 en macération, et à 9 h. 1/2 le pouls n'a pas varié. — 5 h. du soir 0 gr. 40 en macération. *Urines* : 1900.

5e jour, 9 h. : P. 90. — 0 gr. 50 en macération; le pouls est toujour très-régulier. — 5 h. du soir, 0 gr. 50 en macération. *Urines* : 2000.

6e jour, P. 84. — 0 gr. 60 en macération. — 5 h. du soir, 0 gr. 60 en macération. *Urines* : 1500. *Dans la journée quelques nausées, cependant pas ds vomissements.*

7e jour, 9 h. : P. 80. — 0 gr. 70 en macération. *A partir de 10 heures du matin jusqu'à 5 heures du soir, elle a eu environ 15 vomissements. — 5 heures ; je ne lui donne pas la deuxième partie de sa macération qui devait atteindre aujourd'hui la dose de 1 gr. 40 de feuilles. Les vomissements |cessent dans la soirée pour reparaître vers la fin de la nuit.*

Le pouls qui était très-régulier jusqu'à aujourd'hui, est devenu irrégulier, intermittent, quelques pulsations courtes suivies de deux ou trois plus longues; il n'est pas plus plein qu'à l'état normal. *Urines* 800.

8e jour, 9 h. : P. 56; urines : 600.

9e jour. P. 62; urines : 900. Le pouls est toujours irrégulier.

10e jour. P. 64; urines : 1100. Le pouls est encore irrégulier.

11e jour. P. 85; urines : 1500. Le pouls redevient régulier.

12e jour. P. 90; urines : 1600. P. régulier.

13ᵉ jour. P. 86; urines : 1200. d.
14ᵒ jour. P. 90; urines : 1100. Id.
15ᵉ jour. P. 88; urines : 1250. Id.

La malade guérie de sa vaginite, quitte l'hôpital.

Disons ici, que nous n'avons ni la prétention, ni l'illusion de l'avoir guérie de cette affection avec la digitale.

OBSERVATION VII.

Georges S..., 21 ans, serrurier, entre le 14 août 1878 à l'hôpital de la Pitié, salle Saint Michel, lit nᵒ 14.

C'est un garçon d'un blond-roux, très-impressionnable, qui rougit pour un rien. Je crois devoir donner ces détails, car c'est à lce tempérament féminin que j'attribue les divergences qui se trouvent entre cette observation et es précédentes.

Il a déjà eu deux attaques de rhumatisme, et présente en ce moment un bruit de souffle très-prolongé au premier temps et à la pointe; il existe également un second bruit de souffle à la base, plus doux et plus court que le premier. Il entre aujourd'hui à 'hôpital parce qu'il éprouve, dès qu'il force un peu, un sentiment de fatigue générale et des palpitations.

Il a déjà quitté son travail depuis plusieurs jours, et nous lui trouvons un pouls assez plein et très-régulier. Ce garçon est en ce moment dans l'état d'accommodation. Nous l'observons au repos pendant trois jours, durant lesquels nous constatons que son pouls bat en moyenne 65 pulsations par minute, et qu'il urine environ 1500 gr. par jour; nous commençons la digitale le 19 août.

19 août, 1ᵉʳ jour, à 9 h. 1/2 : P. 64. — 1 gr. de teinture; à 9 h. 40 : P. 80: à 9 h. 50 : P. 70. — 5 h. du soir : P. 76. Urines des vingt-quatre heures : 1800 gr.

2ᵉ jour. 9 h. 3/4 : P. 66. — 2 gr. de teinture. Aussitôt le pouls monte à 78, tantôt lent, tantôt rapide dans la même minute, 5 minutes après, P. 70; 10 minutes après, P. 72. A 10 h. 5 le pouls est revenu à 66. Urines : 2000.

3ᵉ jour. Je voulus savoir si la digitale était vraiment la cause de cette accélération du pouls; et sans prévenir le malade je lui donnai, dans du lait, en place de teinture, 2 gr. d'alcool à 60°, et voici ce que j'obtins : le pouls qui, à 9 h. 45 battait 60, donna 69 aussitôt après l'administration des 2 gr. d'alcool, ce n'est que vers 10 h. 35 que le pouls retomba à 60. Je lui donne alors 2 gr. de teinture. Urines : 3000.

4° jour, 9 h. : P. 71. — 2 gr. de teinture, à 9 h. 1/2 : P. 67. Urines : 1750.

5e jour, 9 h. 5 : P. 59. — 2 gr. de teinture. Une demi-heure après : P. 50. Urines : 1750.

6° jour, 9 h. : P. 59; nausées; quelques étourdissements; aussitôt qu'il se lève, vertiges et envies de vomir. Le pouls pris le malade étant debout, est beaucoup plus petit et moins saisissable. Il prend encore 2 gr. de teinture, et dans la journée il a des vomissements.

Suppression de la digitale; Urines : 1500.

7e jour. P. 60; tête lourde; Urines : 1500.

8e jour. P. 59; tête lourde, très-congestionnée; yeux larmoyants; Urines : 1900.

9° jour. P. 60; même état que la veille; Urines : 2700.

10e jour. P. 60; troubles de la vue, un peu de photophobie; Urines : 2100.

11c jour. P. 57, irrégulier; Urines : 1500.

12e jour. P. 57. Plus de douleurs de tête, la vue est claire, bon appétit, un peu de constipation. Pouls toujours un peu irrégulier; Urines : 2100.

13e jour. P. 62; bon appétit; plus de constipation; Urines : 2300.

14e jour. P. 66; Urines : 2300

15e jour. P. 68; Urines : 2200.

16° jour. Ce jeune homme ne se ressent plus de son empoisonnement et le pouls est redevenu régulier.

OBSERVATION VIII.

Au n° 6 de la salle Saint-Michel, est couché le nommé L. M..., 30 ans, atteint de paralysie générale à la deuxième période. Aucune lésion au cœur, le pouls est régulier et bat en moyenne 82 fois par minute. Le 17 août, nous le soumettons à l'essai de l'infusion de digitale.

17 août, 1er jour, 9 h. 1/2 : P. 82. — Infusion de digitale, 1 gr.; à 10 h. 1/2 ; pas de variation.

2e jour, 9 h. 1/2 : P. 82 ; infusion 1 gr.; à 10 h. 1/2 ; pas de variation.Chez cet homme, il n'y a rien à espérer du côté des urines ; il ne peut s'astreindre à les conserver. Son intelligence très-affaiblie fait qu'il urine où il se trouve, quand le besoin le prend.

3e jour, 9 h. : P. 80. — Infusion de feuilles, 1 gr.; à 10 h. : P. 72.

4e jour, 9 h. 1/2 : P. 74. — Infusion, 1 gr.; à 9 h. 45 : P. 70.

5e jour, 9 h. 10 : P. 67. — Infusion, 1 gr.; demi-heure après pas de changement ; quelques nausées ; perte d'appétit.

6e jour, 9 h. 40 : P. 67. — Infusion, 1 gr.; 10 h. : P. 65.

Dans la journée apparaissent quelques vomissements. Pouls irrégulier.

7e jour. Le malade ne veut plus se laisser examiner.

Cependant, quelques jours après, lorsque l'estomac recommence à bien fonctionner, la confiance lui revient, et il nous permet l'examen de son pouls, que nous retrouvons régulier et battant 78.

Caractères généraux de l'empoisonnement expérimental par les feuilles de digitale. — Pour exposer ces caractères généraux, je me servirai des faits que je viens de rapporter et en outre, des observations qui m'ont été communiquées par M. le Dr Audheui.

Je diviserai cette étude en 3 parties :

1° Idées générales de l'action des feuilles de digitale.

2° Action des feuilles de digitale sur les mouvements du cœur.

3° Action des feuilles de digitale sur la sécrétion urinaire.

Idées générales de l'action des feuilles de digitale. — D'abord, deux mots, pour établir la différence entre l'état nauséeux et le simple dégoût ou soulèvement d'estomac.

Fagart.   4

Bidault de Villiers raconte qu'ayant mâché une forte pincée de feuilles de digitale, il éprouva d'abord une saveur nauséabonde, qui devint aussitôt fortement amère et provoqua une assez grande quantité de salive, à laquelle succéda même après la disparition de l'amertume, une sensation d'âcreté dans la bouche avec sécheresse de la gorge.

On peut, dans les préparations digitaliques, masquer ce goût amer ; mais pour l'état nauséeux, quelle que soit la préparation employée, si elle est continuée assez longtemps ou administrée à doses élevées, il apparaîtra, quoi qu'on fasse. Cette distinction faite entre le simple dégoût et la nausée, envisageons ce qui arrive lorsque la digitale ou ses préparations sont administrées à faibles doses, souvent répétées, ou à doses progressivement accrues :

1° Remarquons que pendant les premiers jours, l'examen d'un jour à l'autre ne donne pas à constater de ralentissement des monvements du cœur. Il se produit bien en effet, après l'ingestion de chaque dose de digitale, une diminution du nombre des mouvements du cœur, mais cet état n'est que passager, et en moins d'une heure, le pouls a repris son état normal. Pendant les premiers jours, on ne peut rien dire de la sécrétion urinaire, elle est variable, cependant elle semble quelquefois s'accroître très-faiblement avec l'accumulation des quantités de médicament ; mais mon avis est, qu'on ne peut pas dire, que sur l'homme sain, dans les premiers jours du moins, la sécrétion urinaire suive une marche définie. Elle est je crois, le résultat d'une foule de circonstances variables. L'homme n'est pas encore touché, il urinera d'autant plus qu'il aura bu davantage.

Cet état ne va pas durer ; nous allons bientôt arriver à la chute réelle et permanente du pouls, à la diarrhée, aux vomissements.

Le pouls tombe en général brusquement, ou du moins, d'un nombre assez considérable de pulsations le même jour, et cette chute devient, dès ce moment, permanente.

La sécrétion des glandes salivaires est accrue, et j'ai constaté plusieurs fois une augmentation passagère de l'appétit, qui ne durait pas plus de deux ou trois jours, bientôt arrive une sensation de plénitude de l'estomac, l'appétit commence à diminuer ; la nausée est proche. Enfin, ces symptômes s'aggravent et l'on voit apparaître les vomissements, les coliques, la diarrhée, l'abattement; c'est souvent là le moment de la chute du pouls.

Mais c'est là *toujours* le moment où l'on voit une diminution très-*notable* des urines.

Si alors vous cessez l'administration du poison, les vomissements ne tardent pas à disparaître pour se reproduire quelquefois encore le lendemain avec moins d'intensité ; ce phénomène de l'empoisonnement, tombe souvent avec le second jour, tandis qu'on voit le pouls continuer sa marche descendante, ou plus souvent rester stationnaire plusieurs jours avant de se relever, Cependant cinq ou six jours suffisent souvent pour que l'état normal soit rétabli. La température varie très-peu pendant toute cette évolution, à peine a-t-on un abaissement graduel de quelques dixièmes de degrés.

C'est presque toujours ainsi que les choses se passent dans l'homme sain ; il en est souvent bien autrement lorsque nous avons affaire à l'homme malade, ainsi que l'avait montré déjà Withering qui rapporte surtout des cas observés chez des sujets affectés d'hydropisie :

1° On peut voir, d'après lui, simultanément apparaître les nausées, les vomissements avec les troubles dans les mouvements du cœur et l'augmentation de la sécrétion urinaire ;

2° La diurèse et le ralentissement du pouls peuvent apparaître avant les troubles des organes digestifs.

3° Les vomissements précéderont plus ou moins, l'accroissement des urines et la diminution du nombre des pulsations ;

4° Le pouls se ralentira sans qu'il y ait eu, ni nausées, ni vomissements, ni accroissement des urines.

Ces actions différentes de la digitale, montrées par Withering, tiennent probablement à ce qu'il observait des malades qui pouvaient avoir simultanément ou séparément des lésions des reins, du foie, du cœur, etc.

Action des feuilles de digitale sur les mouvements du cœur. — Tous les auteurs qui ont écrit sur la digitale ont toujours eu pour principal objet, une des deux idées suivantes : La digitale est-elle, selon Bouillaud, *l'opium du cœur*, ou, comme le dit Beau, en est-elle *le quinquina* ? De ces deux opinions dérivent une foule d'explications différentes, dans lesquelles je n'entrerai pas, parce qu'il n'y a aucune espèce de rapport entre l'action de ces trois médicaments. Je donnerai ici simplement mon opinion en disant que la digitale n'est pas plus le quinquina du cœur qu'elle n'en est l'opium, et je fournirai de ses effets sur le muscle cardiaque la description suivante :

Chez l'homme sain, chaque contraction totale du cœur est séparée de la contraction suivante par un intervalle assez court mais cependant appréciable, puisque l'on peut compter et évaluer en moyenne à 70 le nombre de ces révolutions cardiaques en une minute.

On a donc à considérer le retour périodique des contractions du cœur et les contractions successives de ses diverses parties :

1° La digitale fait la durée plus grande du repos qui sépare deux contractions consécutives du cœur, de sorte qu'au lieu d'avoir 70 ou 80 révolutions par minute, on n'en a plus que 50 ou 40.

2° Le mouvement des diverses parties du cœur est aussi plus lent et donne par là une durée plus grande à chaque révolution cardiaque.

Le cœur se remplira donc plus complètement et se videra alors plus complètement. Nous avons vu quelquefois la digitale donner au-muscle cardiaque une certaine *excitation*, qui fait paraître le pouls comme vibrant.

Les préparations de digitale qui ont pour effet, ainsi que nous venons de le dire, de prolonger le temps de repos qui sépare deux contractions, font ce temps de repos tantôt plus long, tantôt plus petit ; c'est là une irrégularité qu e nous avons observée et qu'avait signalée Giacomini. Cette irrégularité consiste en quatre, cinq ou six battements rapides suivis d'autres plus rares (obs. V), de manière cependant qu'en une minute on trouve toujours au total une notable diminution par rapport à l'état normal de l'individu.

Ce fait n'est pas spécial à l'empoisonnement chez l'homme sain ; on le rencontre aussi chez l'homme malade que l'on guérit de son asystolie ; je dirai même que, dans toutes mes observations, sans exception aucune, j'ai retrouvé cet effet de la digitale, que je crois constant.

Dans les empoisonnements modérés que nous avons produits avec la digitale, j'ai remarqué qu'un des caractères essentiels de cet empoisonnement était le ralentissement plus ou moins marqué, d'emblée ou passager, après chaque dose, pour rester permanent quelques jours plus tard. C'est d'ailleurs l'avis de Germain (de Château-Thierry), de Bouillaud, de Gubler, etc. Plusieurs auteurs, Bayden, Baehr, Pfaff, admettent une accélération du pouls au début ; M. Hirtz (de Strasbourg), que M. Gubler avait classé parmi les partisans de cette dernière opinion, s'en défend dans son article sur la digitale. (*Dict. de Jaccoud.*)

De l'avis des maîtres et de tous les praticiens éclairés, les effets des doses successives de digitale s'accumulent, et c'est ce qui me fait croire que, lorsque l'accumulation est suffisante, les ralentissements passagers signalés plus haut après chacune des doses, s'ajoutent, eux aussi, pour donner alors le ralentissement constant et progressif qu'on peut mener jusqu'à la syncope.

La digitale n'entrave pas la circulation intra-cardiaque, elle n'introduit aucune irrégularité dans la succession de la contraction des diverses parties du cœur ; cependant, lorsque les vomissements et la diarrhée apparaissent, on observe dans la circulation des désordres qui sont le fait habituel de ces états.

Action de la digitale sur la sécrétion urinaire. — Nous avons déjà dit ce que nous pensions de ses effets diurétiques chez l'homme sain. Il en est bien autrement chez le malade infiltré, et nous pensons que la meilleure description que nous puissions en donner, c'est l'exposé exact et journalier qui se trouve mentionné avec le plus grand soin dans nos observations XIV, XV, XVI, et dans lesquelles la digitale fut employée avec succès.

CHAPITRE IV

LA DIGITALE ET L'ACCÉLÉRATION DU POULS

LA DIGITALE ET LE DÉLIRE

La digitale et l'accélération du pouls. — Hutchinson a publié la relation de trois expériences faites sur lui-même avec de la teinture de digitale. Dans le cours de la première de ces observations, qui est la seule que nous publierons, on verra qu'il fut atteint d'une fièvre typhoïde. La seconde expérience ayant été faite pendant la convalescence de cette maladie, présente des particularités que l'on ne peut rattacher à l'empoisonnement de la digitale et qui dépendent sans doute de l'état de faiblesse dans lequel il se trouvait.

La troisième expérience ayant été faite dans l'état de santé, Hutchinson observa les troubles ordinaires que nous avons constatés dans l'empoisonnement par la digitale. A la fin de cette expérience, s'étant amusé à prendre de l'alcool, de l'opium, des bains, il compliqua l'empoisonnement par la digitale d'un empoisonnement par l'alcool et par l'opium, et finit par tomber en syncope dans un bain chaud.

Voici le résumé de la première expérience, qui est la seule dont je veuille m'occuper :

Observation X.

Expériences de W. Hutchinson sur les effets physiologiques de la digitale pourprée (Journal des progrès, t. VI, p. 218).

W. Hutchinson, qui avait l'habitude de faire sur lui-même des expériences avec les plantes médicinales qui jouissent des propriétés les plus énergiques, voulut déterminer si l'on pouvait entretenir pendant longtemps une excitation de l'économie en employant la digitale pourprée à hautes doses, administrées à de courts intervalles, et si l'action du cœur et des artères tomberait au-dessous de sa force ordinaire, bien que la quantité de ce médicament fût graduellement poussée aussi loin qu'elle pouvait paraître compatible avec la continuation de l'existence.

Il commença donc sa première expérience à l'âge ds 27 ans, le 2 février à 8 heures du matin, et prit pour commencer 60 gouttes de teinture alcoolique de digitale (qui équivalent à peu près à cinq grains de la poudre de feuilles sèches).

A 2 heures après minuit, il en était arrivé à 200 gouttes; le pouls s'était élevé de 90 à 100 pulsations, il était fort et plein, les facultés intellectuelles avaient augmenté d'énergie; pendant la soirée, il avait éprouvé une chaleur considérable à la surface de la peau, quelques nausées et une sensation douloureuse à l'estomac ressemblant à la faim; la quantité d'urine excrétée s'était accrue en même temps que la sécrétion salivaire.

Nuit très-agitée, sommeil léger, songes, soif très-prononcée, légère évacuation intestinale; la langue était recouverte d'un léger enduit blanchâtre et était légèrement tuméfiée.

Le matin, le pouls fort et dur donnait 120 pulsations; la respiration avait lieu vingt-six fois par minute; légère douleur et sensation de plénitude à la région frontale.

A 8 heures du soir, 2° jour, il avait pris depuis la veille au matin 380 gr. de teinture, et voici ce qu'il éprouva dans cette deuxième journée : vomissements à plusieurs reprises de matières muqueuses; beaucoup de nausées avec sensation de douleurs à l'estomac, plusieurs selles liquides, un frisson suivi de chaleur et de sécheresse considérable de la surface du corps, douleurs aux genoux et aux mollets; le pouls donnant 125 pulsations.

Le 4 février (3° jour), douleurs intestinales, quelques selles muqueuses et bilieuses, langue considérablement tuméfiée et recouverte d'un enduit jaunâtre, bouche pleine de mucosités, urines moins abondantes et foncées en couleur. Peau très-chaude, sèche et un peu âpre au toucher. Dans l'après-midi, les facultés intellectuelles étaient dans un état voisin du délire, le pouls était petit, dur et serré et donnait 150 pulsations par minute.

Le lendemain, tous ces symptômes s'étaient aggravés ; il avait de nombreux frissons, et ses forces étaient extrêmement abattues, l était dans un état approchant de la stupeur. On pouvait, en un mot, selon ses propres expressions, observer tous les symptômes d'une violente inflammation gastro-intestinale, réunis aux troubles du cerveau.

Le Dr Cooper lui donna ses soins en cette occasion. Il lui fut impossible de quitter le lit pendant deux semaines, et il mit deux mois à se rétablir.

Il ajoute : je n'entrerai point dans tous les détails de cette maladie, puisqu'elle ne diffère pas essentiellement de ce qu'on appelle la *fièvre typhoïde*. Il n'en conclut pas moins que le premier effet de la digitale est de provoquer une excitation cardiaque et, par là, l'accélération du pouls.

D'après la lecture du fait que je viens de rapporter, il paraîtra manifeste que W. Hutchinson, par une coïncidence toute fortuite, commença son expérimentation justement dans le cours de la première semaine d'une fièvre typhoïde, et qu'il faut rapporter à cet état morbide, et non à la teinture de digitale, l'accélération du pouls, l'élévation de la température, les troubles gastro-intestinaux et céphaliques qu'il éprouva pendant et après l'emploi de ce médicament.

Cette coïncidence d'une maladie et d'un empoisonnement expérimentalement provoqué est sans doute fort rare ; et cependant j'en trouve encore un exemple, et J. Sanders me le fournira.

Observation X.

« Pour connaître l'état ordinaire de mon pouls, dit Sanders, je dressai pendant plusieurs jours une table des pulsations avant les repas, etc. Le matin, avant de prendre aucun exercice, il était faible et battait soixante fois ; le soir, après deux heures de repos, il était encore faible, mais réduit à 59. Ce point déterminé, je commençai le 24 mai 1805 par 15 gouttes de teinture soir et matin. Les trois premiers jours, 70 pulsations le matin, 66 le soir ; j'étais bien, si j'en excepte quelques élancements passagers dans la poitrine. Le 27, 25 gouttes. Le 28, nuit agitée ; chaleur ; fièvre ; douleur de poitrine, sensible au toucher, moins vive le matin. Avant déjeuner, 76 pulsations ; le soir, 70.

« Dans la nuit, tranchées qui ne se calment que vers les 3 heures du matin ; pendant le jour, pesanteur de la tête, anxiété, malaise, embarras dans la poitrine, pouls comme la veille.

« Sommeil léger pendant la nuit ; j'éprouvais cette agitation que donne le vin d'opium.

« 80 pulsations le matin ; 90 le soir ; dans le jour, 50 gouttes.

« Je me sentis assoupi la veille en me couchant ; sommeil peu profond, sentiment de pesanteur à la tête que calma une hémorrhagie nasale survenue le matin ; assoupissement, impossibilité de me livrer à l'étude jusqu'au soir ; appétit inégal ; le pouls comme hier.

« 1er juin. Je ne pris plus de teinture ; tête lourde, sommeil plus paisible que la nuit dernière, appétit inégal, étude difficile, même nombre de pulsations : laxatif avec l'aloès et l'extrait de jusquiame, régime rafraîchissant.

« Le 2. Sommeil naturel, appétit encore dérangé ; les symptômes sont à peu près les mêmes ; 78 pulsations pleines.

« Le 8e jour, le pouls revient à son type ordinaire. »

Donc, Hutchinson commence ses expériences sur la digitale au moment où il est atteint d'une fièvre typhoïde, et J. Sanders, justement le jour où il est pris d'une grippe ; car les désordres dont nous avons, d'après lui, rapporté les

caractères, et qu'il éprouva pendant qn'il prenait la teinture, sont bien ceux de cette maladie.

Ainsi, l'on peut juger par ces deux cas, sur lesquels tant
d'auteurs se sont appuyés pour affirmer que la digitale
augmente la force et la fréquence du pouls, l'on peut juger,
dis-je, combien il est difficile de tirer des conclusions justes
d'observations qui sont prises, en définitive, avec la plus
grande exactitude.

Pour montrer combien il faut, en médecine, être réservé,
combien il faut être instruit, et combien le jugement est
difficile, je rapporterai encore un autre exemple de l'ou
vrage de Sanders.

Sanders donnait, comme c'était la mode à l'époque, de la
teinture de digitale à ses malades atteints de phthisie. La
dose était d'ailleurs insignifiante : 20, 30, 50 gouttes par
jour. Mais Sanders ignorait les caractères de la fièvre hectique, et alors il attribue à la digitale donnée pendant le
jour la reprise de la fièvre que ses malades souffraient le
soir. Cette erreur est monstrueuse, et j'ai peine à comprendre que Sanders l'ait commise ; car de tout temps les médecins ont connu la fièvre hectique, et ont dit que cette fièvre
diminuait le matin pour reprendre le soir avec une nouvelle
énergie. Et cela n'empêche pas que les auteurs de matière
médicale citent *les deux mille observations* de Sanders
comme une preuve de l'action excitante de la digitale. Sans
doute, ils n'ont jamais lu de Sanders que l'épigraphe : *La
digitale augmente la force et la fréquence du pouls.*

La digitale et le délire. — Certains auteurs, entre autres
M. Duroziez, ce clinicien distingué à qui nous devons des
recherches et des découvertes utiles, certains auteurs, dis-je,
ont prétendu que la digitale provoquait le délire.

Dans nos expériences. tant sur l'homme sain que sur le

malade, nous n'avons vu pareil phénomène ; c'est pourquoi nous avons pensé que très-probablement ce n'était que par erreur d'interprétation qu'on avait attribué le délire à l'empoisonnement par la digitale.

M. Duroziez étant, je crois, le seul qui ait publié des faits sur ce sujet, je vais rapporter deux de ses observations, qui d'après lui sont les seules concluantes de son mémoire, et nous verrons si réellement il en est ainsi :

OBSERVATION XI.

Vandelenck, 72 ans, asthmatique.

Le 2 juillet, pouls à 80, 84, régulier, assez développé.

Respiration faible, résonnance exagérée, quelques râles sibilants. Extrait alcoolique de digitale (30 centigr.).

Le 3. Pouls à 84, régulier. Extrait alcoolique de digitale (30 centigr.).

Le 4. Extrait alcoolique de digitale (30 centigr.).

Le 5. Pouls à 84. régulier. Extrait alcoolique de digitale (30 centigr.).

Le 6. Pas de digitale.

Le 7. Pouls à 80, régulier. Extrait alcoolique de digitale (40 centigr.).

Le 8. Pouls à 80, régulier. Extrait alcoolique de digitale (40 centigr.).

Le 9. Pouls à 88, régulier, fluctuant, médiocrement développé. Oppression très-grande. Délire cette nuit. Pas de digitale.

Le 10. Pas de digitale.

Le 11. Pouls à 80, régulier, assez developpé. Extrait alcoolique de digitale (40 centigr.).

Le 12. Pouls à 84, régulier, assez développé. Extrait alcoolique de digitale (40 centigr.).

Le 13. Délire la nuit.

Le 14. Pouls à 84, vibrant, régulier, développé.

Le 15. Pouls à 90, peu développé, tendu, régulier. Délire toute a nuit.

Le 16. Pouls à 84. Délire toute la nuit
Le 17. Le délire a cessé.
Le 24. Pouls à 84. *Toujours des coliques...?*
2 août. Pouls à 80, régulier, développé. — (Duroziez.)

1° La digitale n'a eu aucune espèce d'action sur le pouls et les organes digestifs, et nous ne voyons rien de particulier comme nausées, vomissements, diarrhée ; nous sommes donc déjà portés à conclure que la dose de digitale était trop faible.

2° Ce malade, âgé de 72 ans et asthmatique, présentait très-certainement quelque reprise de bronchite, puisque le pouls était à 84, et que ce pouls chez le vieillard couché est un pouls fébrile. En tout cas, cet homme était atteint d'une bronchite chronique, et non pas simplement d'asthme.

Dans ces circonstances, cet homme présente à trois reprises du délire nocturne ; or, peut-on raisonnablement l'attribuer à la digitale? C'est ce qu'il est impossible d'admettre, d'autant que l'auteur ne nous dit pas dans quel état se trouvaient les fonctions digestives, qui certainement devaient être troublées, puisque tout à coup nous voyons noté, au 22ᵉ jour de l'expérience : *toujours des coliques,*

Il en avait donc auparavant ; il était donc atteint d'une affection gastro-intestinale. Or, un vieillard asthmatique, atteint de bronchite chronique, qui a de la fièvre, des coliques, et qui sans doute ne mangeait pas, pouvait bien présenter du délire nocturne par le fait de son état morbide.

D'ailleurs, nous ferons remarquer que cette observation manque des détails nécessaires, et qu'en pareille matière, aucun fait, si minime soit-il, n'est superflu.

Observation XII.

Banolo, 65 ans, journalier, entre le 13 juillet 1859, sort le 24 août.

Insuffisance aortique, ascite, anasarque. Du 19 juillet au 5 août, il prend 20 et 30 centigr. de poudre de digitale en tisane. Lueurs, éblouissements.

Le 5 au soir. Pouls à 84, régulier, assez développé. Orthopnée. Assoupissement. Pas de nausées. Urine souvent, peu à la fois. Extrait alcoolique de digitale (30 centigr.).

Le 6. Il a été plus agité cette nuit que les autres. Il s'est levé en criant au feu. Ce matin il est calme; on cesse la digitale.

Le soir, pouls à 88, régulier. Mieux.

Le 8. Pouls à 76, assez régulier.— (Duroziez.)

Nous ne croyons pas nécessaire de démontrer que dans ce fait il n'y a pas eu de délire, au vrai sens du mot. Banolo se lève en criant au feu, c'est que probablement il rêvait, et les rêves effrayants survenant dans l'état où se trouvait cet homme, ne présentent rien de bien extraordinaire. Pourquoi donc accuser la digitale de tout le mal. Ce que nous pouvons affirmer, c'est que la digitale, aux doses auxquelles on l'avait donnée chez ce malade, n'a rien produit.

Je vais donner ici une observation personnelle pour montrer dans ce cas que si l'on eût continué la digitale jusqu'à la fin, on eût pu attribuer le délire terminal, délire de l'agonie, à l'emploi de ce médicament.

Mais nous savons que les affections cardiaques, surtout lorsqu'elles sont arrivées à leur dernière période sont fréquemment accompagnées de délire.

OBSERVATION XIII.

Paquis (Isidore), 56 ans, entre le 5 septembre 1878, salle Saint-Michel, lit n° 12. N'a jamais eu de rhumatisme, assez sujet aux hum es l'hiver. Il y a environ trois ans, il s'est trouvé court d'haleine et montait difficilement les escaliers ; toutefois pas de palpitations. Il entre à cette époque dans le service de M. Chauffard, il y reste peu de jours et en sort avec son oppression.

Un mois après, on le reprend dans le même service qu'il quitte quinze jours plus tard, sans amélioration sensible. Jusqu'à cette époque, pas de trace d'œdème.

Quatre mois après, il rentre pour la troisième fois chez M. Chauffard ; mais cette fois avec de l'œdème des membres inférieurs et une suffocation intense. Neuf semaines après, il part pour Vincennes, bien amélioré et sans œdème (il avait été traité par la digitale).

Il n'était à la campagne que depuis cinq jours, lorsque les étouffements reparurent et les jambes recommencèrent à enfler. C'est alors qu'il nous fut envoyé.

Nous le trouvons avec une dyspnée intense, la face bouffie, une teinte ictérique très-marquée ; l'œdème des membres inférieurs a envahi l'abdomen et remonte jusqu'au thorax, bruit de souffle au premier temps et à la pointe. Le cœur est considérablement hypertrophié ; le foie et la rate sont volumineux. Congestion pulmonaire très-intense à la base du poumon droit, épanchement pleurétique à gauche ; crachats hémorrhagiques, râles sibilants, râles humides, urines légèrement albumineuses.

Le 6, 1ᵉʳ jour : Lavement purgatif en vue de décongestionner le foie.

Le 7, 2ᵒ jour : P. 90 (40 centigr. de digitale en macération). Les urines sont rouges ; crachats rouillés, quelquefois rouges. La teinte ictérique est considérablement diminuée. Diarrhée. *Urines des vingt-quatre heures* : 1000 *gr.*

Le 8, 3ᵒ jour : P. 90 (60 centigr. de digitale en macération). Les crachats sont encore mélangés de sang. *Urines des vingt-quatre heures* : 900 *gr.*

Le 9, 4ᵉ jour : P. 98. Urines rouges (80 centigr. de digitale en macération). Crachats rouges, hémorrhagiques. 10 garde-robes. *Urines des vingt-quatre heures* : 700 gr.

Le 10, 5e jour : P. 96. Urines d'un rouge carmin (1 gr. de digitale en macération). Diarrhée. *Urines des vingt-quatre heures* : 800 gr.

Le 11, 6e jour : P. 98. Oppression plus forte ce matin ; nuit mauvaise, sans sommeil ; diarrhée abondante (1 gr. de digitale en macération). *Urines des vingt-quatre heures* : 600 gr.

Le 12, 7e jour : On évacue la salle Saint-Michel, et le malade passe à Saint-Benjamin, lit n° 6, dans le service de M. Rendu, qui établit absolument le même diagnostic que nous, *mais supprime la digitale*. Le malade est mis au régime lacté. *Urines des vingt-quatre heures* : 700 gr.

Le 13, 8e jour : P. 76. *Urines des vingt-quatre heures* : 750 gr.

Le 14, 9e jour : P. 75. Urines : 250 gr.

Le 18, 13e jour : Délire vers 8 heures du soir. Un moment de repos vers 10 heures ; puis le délire reprend et dure une partie de la nuit. Les urines sont considérablement diminuées. La dyspnée augmente ; le malade est obligé de rester assis sur son lit.

Le 19, 14e jour : A mon arrivée, le malade délirait de nouveau. Il cherchait, disait-il, des moutons dans son lit, voulait partir pour Saint-Ouen, chercher trois sous, etc., etc. Le délire n'était pas aussi violent que celui de la veille.

A 11 h., le malade succombe.

AUTOPSIE. — *Cœur :* Liquide séreux assez abondant dans le péricarde ; pas de signes de péricardite. Le cœur est énorme ; l'augmentation du volume de cet organe est due surtout à la dilatation considérable du cœur droit.

Le cœur est chargé de graisse. A l'ouverture, on constate un peu d'hypertrophie du cœur gauche, le myocarde est pâle, il y a de la dégénérescence graisseuse des fibres musculaires ; la valvule mitrale est à peu près normale ; on ne constate qu'un peu d'athérome, mais ni rétrécissement ni insuffisance. Orifice aortique normal.

Le cœur droit est énormément dilaté ; l'orifice tricuspide mesure 18 centimètres de circonférence ; caillots post-mortem ou de l'agonie remplissant tout le cœur droit.

Poumons : Congestion généralisée à droite, avec un foyer d'apoplexie à la base ; à gauche, le poumon est atélectasié presque complètement, carnifié même dans une grande étendue. Cet état s'explique par le refoulement prolongé de ce poumon, par une quantité assez considérable de liquide dans la plèvre gauche. Plèvre viscérale très-épaissie.

Foie : volumineux, congestionné. Foie muscade.

Reins : gros et très-durs.

On remarquera que la digitale n'a eu aucune espèce d'action dans ce cas. Dans la première partie de l'observation, les urines diminuent à cause de la diarrhée qui s'accroît ; dans la seconde, les urines diminuent à cause de l'asystolie qui augmente et qui se termine par la mort.

Peut-être pourrait-on dire que la digitale a été la cause aggravante de la diarrhée constatée dans la première partie de l'observation ; mais nous n'osons pas l'affirmer, quoique, à tout prendre, cela soit possible à cause de l'absence de l'état nauséeux.

CHAPITRE V.

La digitale n'agit sur le rein que dans des cas pathologiques amenés par des troubles de la circulation générale.
Ainsi, lorsque par suite d'un certain état du cœur, que depuis Beau on est convenu d'appeler l'asystolie, l'équilibre
entre la pression artérielle et la pression veineuse a été dé-
truit au profit de cette dernière, la digitale trouvera son
emploi. Nous savons en effet qu'à l'état physiologique, la
digitale : 1° ralentit les battements du cœur; 2° elle augmente la tension artérielle.

Son action thérapeutique, comme dit M. Bucquoy, ne
sera donc que le corollaire de son action physiologique.

Nous verrons sous son influence se régulariser le cours
du sang, les congestions passives disparaître et la circulation artérielle du rein devenir plus active, et par là s'accroître la sécrétion urinaire.

Cette sécrétion une fois rétablie sera d'autant plus abondante que l'infiltration séreuse sera plus considérable :
Œdème pulmonaire, œdème des extrémités inférieures, etc., etc. Malgré la constatation des troubles circula-
toires dont je viens de parler, il faudra se résoudre à ne pas
faire emploi de la digitale lorsque l'on trouvera un état de
cachexie cardiaque trop avancé et le malade présentant un

teint jaunâtre, avec la présence continue d'albumine dans les urines. Le cœur n'est plus en état d'accepter l'excitation qu'on veut lui communiquer par la digitale, il est atteint de dégénérescence graisseuse, et l'on s'exposerait à voir survenir, au lieu d'une simple sédation de la surexcitation cardiaque, un affaiblissement plus grand et une syncope.

La grande divergence qui existe aujourd'hui dans les opinions des médecins au sujet des effets de la digitale, tient à ce qu'ils veulent en fixer l'emploi d'après les lésions organiques du cœur. Ainsi, tandis que pour les uns le triomphe de la digitale apparaît dans les lésions mitrales, pour les autres, c'est surtout dans le rétrécissement aortique qu'elle excelle, etc., etc.

Nous dirons : 1° La digitale n'agissant que sur les mouvements du cœur ne peut rien sur les lésions. Par conséquent, les lésions quelles qu'elles soient n'indiquent pas l'usage de la digitale.

2° La digitale, agissant sur les mouvements du cœur, ne peut, si elle est utile, agir que sur un désordre de ces mouvements.

Ce qu'il faut déterminer, c'est ce désordre même qui indique l'emploi de la digitale.

Je vais exposer ces indications d'après l'enseignement de M. le professeur Lasègue. On trouvera dans les pages suivantes le résumé fidèle des leçons qu'il vient de professer sur cet intéressant et grave sujet :

Une affection valvulaire confirmée est une affection fatale. Les affections de ce genre rentrent dans cette condition qu'on y peut beaucoup quant aux conséquences qu'elles entraînent; rien quant à la maladie elle-même. Aussi n'y a-t-il pas, à proprement parler, de thérapeutique générale

des maladies du cœur; cependant il existe un précepte qui
est une indication thérapeutique commune à toutes les maladies du cœur, à savoir qu'il ne faut pas envisager ces maladies au point de vue thérapeutique comme on les envi
sage au point de vue pathologique; autrement dit lorsqu'on
vent faire de la thérapeutique, il ne faut point subordonner
les symptômes à la maladie, mais la maladie aux symptômes.

Les maladies du cœur entraînent après elles des affections concomitantes. Tant que ces affections secondaires
sont absentes, la maladie passe inaperçue; ce n'est donc
pas la lésion elle-même qui est importante, mais la conséquence qu'elle entraîne. Les affections secondaires varient
suivant la forme de la maladie cardiaque, l'âge et la constitution de l'individu.

L'âge et la constitution jouent un rôle considérable dans
le développement des maladies cardiaques. Le cœur peut
influencer tous les organes du corps (reins, poumons, foie,
cerveau, etc.), mais en même temps il peut être influencé
lui-même par ces éléments extra-cardiaques. Ces éléments
pathologiques extra-cardiaques, influençant le cœur, nous
seront plus accessibles que l'affection cardiaque elle-même,
aussi sera-ce contre ces éléments que nous devrons diriger
les efforts de notre thérapeutique.

Parmi ces conséquences, les unes sont subites, les autres
sont lentement progressives.

1º Les premières sont sous la dépendance des états ner-
veu

2º Les secondes obéissent aux influences extra-cardiaques.

Afin de mettre un peu de clarté dans l'étude des affec-

tions cardiaques, on les a divisées en affections sigmoïdes
et en affections mitrales. Ces affections sigmoïdes et mitrales sont caractérisées par de l'insuffisance orificielle.

Dans les cas où, en même temps que cette insuffisance,
il existe un rétrécissement, il y a peu à intervenir, car alors
il se produit une compensation qui peut persister pendant
un temps fort long.

Les affections sigmoïdes et mitrales peuvent se combiner
d'emblée (foyer de la base, foyer de la pointe). Dans d'au-
res conditions, le malade est devenu sigmoïdo-mitral ; il
ne deviendra jamais mitro-sigmoïdien, car les lésions mitrales remontent habituellement vers l'oreillette.

Tandis que les affections sigmoïdes sont des affections
autochthones, c'est-à-dire se développant sur le terrain
même où elles ont pris naissance, les affections mitrales,
au contraire, sont des affections secondaires ; le tablier
mitral se compose d'une portion fibreuse et d'une portion
musculaire ; cette portion joue un grand rôle dans les affections mitrales.

L'âge de la maladie joue un rôle considérable dans les affections sigmoïdes ; dans les affections mitrales, c'est l'âge
du malade qui est surtout à considérer.

Nous laisserons de côté les affections sigmoïdes avec lesquelles nous n'avons rien à faire, du moins dans leurs deux
premières périodes ; nous dirons un mot à la fin de ce que
nous pensons devoir faire lorsque le malade n'a pas été
emporté par une mort subite avant d'arriver à la troisième
période de la maladie, c'est-à-dire à la sénilité aortique.

Revenons aux lésions mitrales.

On appelle affection mitrale une maladie cardiaque qui
se produit avec ou sans souffle et qui a pour siége la val-

vule mitrale ; le souffle, lorsqu'il existe, s'entend à la pointe du cœur et il est systolique ou présystolique. Les deux affections sigmoïdes et mitrales se rejoignent lorsque les complications se produisent. En avançant dans son évolution, l'affection mitrale détermine des lésions secondaires : états hépatiques, états cérébraux, affections rénales.

Les affections sigmoïdes ont aussi un retentissement sur ces divers organes, mais les lésions ne sont plus les mêmes. L'affection mitrale est une maladie à évolution ; elle ne se fait pas par secousses comme l'affection sigmoïde.

La première période de la maladie passe souvent inaperçue ; il est rare qu'on y puisse assister, mais ce n'est pas impossible. Voici alors ce que l'on constate : dans un premier cas, on entend un bruit de souffle systolique ou présystolique à la pointe du cœur ; ce bruit de souffle suit la direction du cœur et ne remonte pas vers la base ; le malade n'a ni essoufflement, ni angoisse cardiaque ; c'est là la première période de la maladie ; il y a alors altération valvulaire. Dans un deuxième cas, on n'entend pas de bruit de souffle ; c'est que la valvule mitrale est intacte et le muscle cardiaque malade.

Alors les choses ne procèdent pas comme dans le premier cas : le malade éprouve une sensation de malaise, il a la respiration écourtée, et surtout il éprouve une sensation de choc dans la région cardiaque.

C'est là aussi une phase de la maladie qu'on considère comme étant la première et qui, en réalité, est la deuxième.

Dans toute affection mitrale, l'âge joue un grand rôle.

Lorsque le sujet est jeune, c'est une affection auriculaire ; lorsque c'est chez un sujet vieux, c'est une affection valvulaire et cardiaque.

Ce n'est pas par l'âge proprement dit qu'on mesure l'âge du cœur : on reconnaît la sénilité cardiaque au pouls qui est mou et flasque : le cœur vieillit sous forme veineuse et non artérielle. L'individu atteint de sénilité cardiaque est un individu anhélant, à respiration courte ; l'auscultation ne révèle rien dans ses poumons, et on place ces symptômes sur le compte de l'emphysème pulmonaire ; mais c'est un mitral qui entrera un jour dans la maladie pour ne plus en sortir, et il y entrera par un écart moral ou par un écart physique (souci de ménage, perte de fortune, mauvaises affaires, fornication exagérée).

A partir du moment où il entre dans la maladie, cet individu aura des intermittences cardiaques, arhythmie.

L'invasion paraît soudaine pour le malade, mais le médecin qui recherchera les antécédents verra qu'elle s'est développée chez un sujet prédisposé.

La valvule mitrale est une valvule moitié fibreuse, moitié musculaire ; l'affection mitrale débute tantôt par la portion fibreuse et tantôt par la portion musculaire ; dans les deux cas l'orifice est rétréci ; dans le 1er, par les productions qui se développent sur le système fibreux ; dans le 2e, par défaut de tension de la valvule. Ces deux affections sont obligatoires.

La première conséquence de l'affection mitrale est l'œdème pulmonaire ; cet œdème hypostatique ira progressivement en décroissant de la base au sommet. Ce signe est très-important, car si on le trouve chez un individu d'un certain âge et essoufflé, on peut affirmer, même en l'absence de tout autre signe, que cet individu est atteint d'une affection mitrale. A cet œdème, viennent s'adjoindre quelquefois des bronchites pulmonaires ; dans ces cas, on trouve chez ces malades, outre les signes de la bronchite, les signes de cet œdème hypostatique.

Le deuxième temps de la maladie, c'est l'œdème des extrémités inférieures, œdème ascendant; enfin viennent les
troubles de la sécrétion rénale et les troubles du système
cardiaque.

C'est à partir de ce moment que doit commencer le traitement. Mais en supposant qu'on abandonne la maladie à
elle-même, voici ce qui va se passer : l'œdème des extrémités inférieures ira en augmentant, les intermittences
deviendront plus nombreuses, le foie se prendra, des troubles digestifs apparaîtront, puis après un temps plus ou
moins long, tout rentrera dans l'ordre. La thérapeutique
néanmoins est très-utile et abrège la durée des crises.

La maladie mitrale procède par crises; les crises se com-
posent d'une période ascendante, d'une période descendante
et d'une période de repos. Le traitement implique la totalité de la crise; alors il nous faudra rechercher si nous
sommes dans une période ascendante ou descendante de la
maladie. Cette pathométrie de la maladie, nous la trouvons
dans la quantité des urines.

Il existe un médicament très-utile dans les affections
mitrales : ce médicament, c'est la digitale. Hors ces états
mitraux, la digitale devient essentiellement nuisible. En
fait de préparations de digitale, toutes sont acceptables,
une seule est bonne, c'est l'infusion de digitale. On prépare
cette infusion en associant à la digitale une égale quantité
de thé noir pour en dissimuler le goût. La dose de digitale
varie de 0,gr. 20 à 0,gr. 60 jusque 1 gr.

Lorsque le malade est en état de crise, il faut intervenir,
mais avant tout, s'assurer de la capacité du malade pour la
digitale, et avant de la donner, il sera bon de préparer le
terrain par la saignée ou les purgatifs drastiques. Les purgatifs drastiques doivent être donnés à haute dose et ré-
pétés deux jours de suite; leur résultat, c'est de procurer

un grand soulagement au malade surtout du côté des fonctions digestives. Immédiatement après, et pendant deux ou trois jours, on donne de la digitale au malade, à la dose de 0 gr. 20, par exemple. Si au bout de ces deux ou trois jours, les urines ne sont pas devenues plus abondantes, on augmente progressivement la dose jusqu'à ce qu'il y ait une augmentation notable des urines et l'on s'arrête. En même temps que les urines deviennent plus abondantes, l'œdème pulmonaire disparaît, puis les troubles de rhythme et l'œdème des extrémités inférieures.

Lorsqu'on juge que le malade pisse en quantité suffisante, il faut *suspendre tout à coup* le médicament et non le diminuer petit à petit.

La digitale est un médicament essentiellement diurétique et vraiment utile, mais seulement dans les affections mitrales avec œdème pulmonaire, œdème des extrémités inférieures et troubles de rhythme.

La troisième période des affections sygmoïdes ou sénilité aortique, survient toutes les fois que le malade n'a pas été emporté par un événement accidentel. Les malades, dans cette condition, passent du camp des sygmoïdes au camp des mitraux, mais des mitraux séniles ; ils deviennent donc des sygmoïdo-mitraux. La maladie passe à la mitralité, parce que, après avoir fait de l'hypertrophie concentrique, le muscle cardiaque perd son activité. A cette période, le malade peut mourir subitement ou mourir à la façon des mitraux.

Dans ce cas, le traitement est le même que celui de l'affection mitrale.

Je terminerai ce chapitre par quelques lignes que je prends dans une récente publication de M. Dujardin-Beaumetz.

Lorsque, dit-il, chez un malade, la digitale administrée

très-méthodiquement, maniée avec soin, ne produira aucune amélioration du côté du cœur ou du pouls ; lorsque
surtout la quantité d'urine n'aura pas été augmentée, et ce
fait a été mis en lumière par M. le professeur Jaccoud et
par M. le Dr Bucquoy, soyez persuadés qu'il existe une altération graisseuse du cœur et cessez de suite l'emploi de
la digitale.

CHAPITRE VI

Pour montrer l'action de la digitale dans les maladies du cœur, je donnerai : 1° trois exemples dans lesquels l'asystolie constituant le seul fait essentiel, le résultat a été rapide, heureux, et la restitution de l'énergie cardiaque complète ; 2° plusieurs exemples dans lesquels l'asystolie étant associée avec d'autres désordres graves de la circulation et l'asystolie ayant disparu sous l'influence de la digitale, l'état du malade n'a été qu'amélioré momentanément, résultat bien distinct de celui que nous avons obtenu en premier lieu ; 3° je donnerai enfin les faits dans lesquels la digitale paraissait être indiquée et où les désordres qu'elle a produits dans les fonctions digestives ont empêché de continuer l'usage de ce médicament.

OBSERVATION XIV.

Péquinot (Jean), 55 ans, chauffeur, entre le 28 août, salle Saint-Michel, n° 20.

N'a jamais eu de rhumatisme, et s'est toujours bien porté jusque il y a environ 2 ans, époque à laquelle il eut une bronchite, qui raîna en longueur, faute de soins. Le 25 mars 1878, il entre à la Pitié, toussant beaucoup, très-oppressé, mais sans œdème ; ce n'est qu'un mois après son entrée que les jambes enflèrent jusqu'aux genoux environ. Le 13 juin, il part pour Vincennes complètement guéri. Après être resté 14 jours à la campagne, il est forcé de rentrer à l'hôpital et présente plus d'oppression que jamais ; une toux violente, de l'œdème des membres inférieurs, du scrotum, de l'abdomen et de la bouffissure de la face. Bruit de souffle au 1er temps, à la pointe ; œdème pulmonaire des deux côtés, à la base ; râles humides et sibilants.

Foie, volumineux ; la rate n'est pas hypertrophiée.

Cœur, volumineux.

Les 29 et 30 août, repos. — Les battements du cœur sont désordonnés ; il est impossible de compter le nombre des pulsations, ni à l'artère radiale, ni au cœur. Dyspnée intense ; le malade ne dors pas.

Après ces deux premiers jours de repos le tracé du pouls au sphygmographe est le suivant :

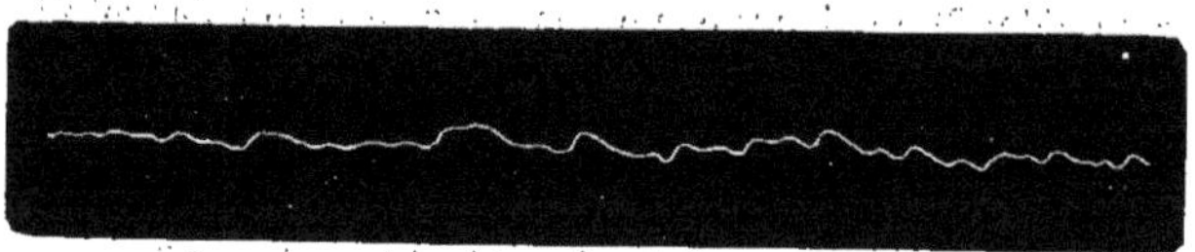

31 août. 1er jour. Pouls désordonné. — 5 cuillerées de sirop de digitale. Urines des vingt-quatre heures : 1,200 gr.

1er septembre. 2e jour, P. 78. — 5 cuillerées de sirop de digiale. Urines des vingt-quatre heures : 2,900 gr.

Le 2, 3e jour : P. 76. — 5 cuillerées de sirop de digitale ; irrégularité dans la fréquence, dans la force et dans la grandeur du pouls. Quand la pulsation est lente, le pouls est assez fort, au contraire, il devient faible au moment de la fréquence.

Les deux pouls ne sont pas semblables, il y a des différences qu'on constate en les tenant tous les deux à la fois, et qui portent sur le caractère même de la pulsation.

Certaine pulsation sentie à droite ne l'est pas à gauche. — Urines des vingt-quatre heures ; 4,800 gr. — L'œdème diminue.

Le 3, 4e jour : P. 60, toujours irrégulier. — L'appétit est augmenté considérablement. — 5 cuillerées de sirop de digitale. —

Urines des vingt-quatre heures : 3,700 gr. — L'œdème continue de diminuer.

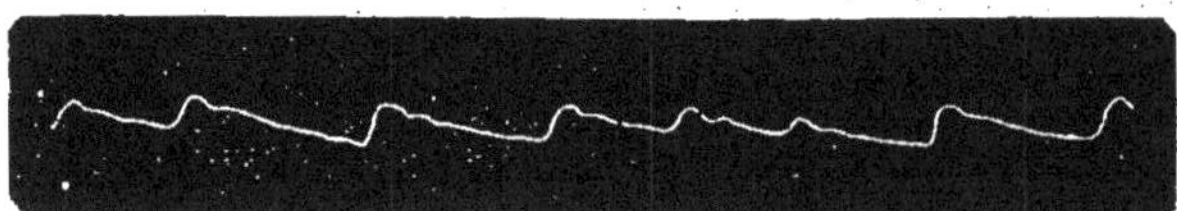

Le 4, 5ᵉ jour : P. 62. — 5 cuillerées de sirop de digitale. — L'œdème des jambes est presque complétement disparu ainsi que l'œdème pulmonaire ; le malade respire ave: facilité. — Urines des vingt-quatre heures : 2,500 gr.

Le 5, 6ᵉ jour : P. 53. — 4 cuillerées de sirop de digitale, pas de nausées, bon appétit, il reste encore un peu d'œdème des malléoles, c'est pourquoi nous maintenons la digitale. — Urines des vingt-quatre heures : 2,000 gr.

Le 6, 7ᵉ jour : P. 48. — 3 cuillerées de sirop de digitale. — Nuit mauvaise, fortes crampes dans les jambes. — Pas de nausées, toujours bon appétit, pouls irrégulier et plein. — Urines des vingt-quatre heures : 1,800 gr.

Le 7, 8ᵉ jour : P. 47. — 2 cuillerées de sirop de digitale. — Plus de trace d'œdème. — Pouls irrégulier, brouillard devant les yeux. — Respiration régulière est facile. — Urines des vingt-quatre heures : 1,700 gr.

9ᵉ jour : Pouls 46. — Une cuillerée de sirop de digitale. — Urines des vingt-quatre heures : 2,500 gr.

Le 9, 10ᵉ jour : P. 38. — Suppression de la digitale. — Pas de nausées. — Urines des vingt-quatre heures : 3,000 gr.

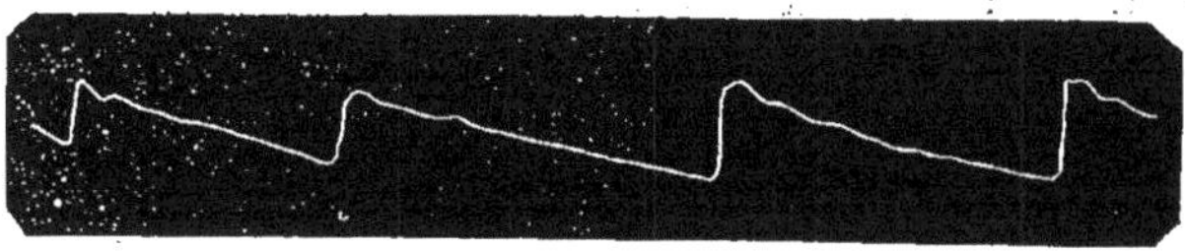

Le 10, 11ᵉ jour : P. 37, irrégulier ; sueurs froides abondantes au cou et au creux épigastrique. Ce matin le malade en voulant se lever a failli avoir une syncope ; c'est alors que les sueurs l'ont pris. La vue est un peu troublée ; l'appétit est moins grand. — Urines des vingt-quatre heures : 2,100 gr.

Le 11, 12ᵉ jour : P. 45. — Nuit bonne. — Urines : 2,200 gr.

Le 12, 13ᵉ jour. Le malade passe à Saint-Benjamin, nᵒ 21. M. le Dʳ Rendu l'examine et constate un bruit de souffle bien manifeste au 1ᵉʳ temps et à la pointe : P. 45. — Urines : 2,300 gr.

Le 13, 14ᵉ jour : P. 45. — Irrégulier : quelques pulsations lentes suivies de plus rapides ; quelquefois la lenteur du pouls dure près de 3/4 de minute, l'autre 1/4 étant rempli par des pulsations plus rapides. — Urines : 2,100 gr. — Le malade se trouve très-bien ; l'appétit, qui n'avait fait que diminuer une journée ou deux, et tout à fait revenu.

15ᵉ jour : P. 45, Urines : 2,000 gr.

16ᵉ jour : P. 47 ; Urines : 2,000 gr.

17ᵉ jour : P. 59 ; Urines : 2,100 gr.

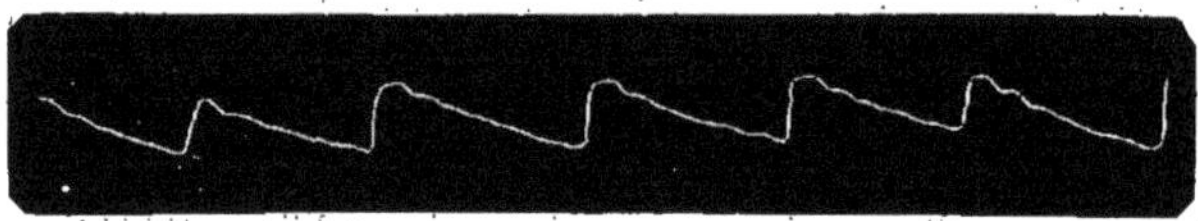

18ᵉ jour : P. 58 ; Urines : 2,100 gr. — Encore quelques crampes dans les mollets.

19ᵉ jour : P. 65 ; Urines : 2,400 gr. — Appétit très-bon.

20ᵉ jour : P. 62 ; Urines des vingt-quatre heures : 1,800 gr. — Pouls toujours un peu irrégulier.

21ᵉ jour : P. 62 ; Urines : 2,000 gr.

22ᵉ jour : P. 63 ; Urines 2,000 gr.

23ᵉ jour : P. 72. — Le malade marchant dans la salle. — Urines : 1,800 gr.

24ᵉ jour : P. 66. — Péquinot Jean, guéri, quitte l'hôpital.

Observation XV.

Denis (Louis), 63 ans, cordonnier, entre à l'hôpital de lo Pitié, salle Saint-Michel, nᵒ 33, le 6 septembre 1878.

Ce malade, sujet aux rhumes l'hiver, n'a jamais eu de rhumatismes. A l'âge de 9 ans, il a eu la variole, et de 15 à 18 ans il fut pris, dans cette intervalle, de trois attaques d'apoplexie. Depuis cette époque jusqu'au printemps dernier, il n'a fait aucune maladie; mais alors il s'est senti s'affaiblir, et il y a environ trois semaines qu'il est gêné de la respiration et qu'il monte difficilement les escaliers.

Le 1er septembre il s'est aperçu que ses pieds étaient enflés. A son entrée nous voyons que l'œdème a envahi entièrement les membres inférieurs.

État actuel : Bruit de souffle au 1er temps et à la pointe, congestion de la base du poumon droit, épanchement pleurétique à gauche, avec souffle, voix chevrotante, matité, etc., cœur hypertrophié ; foie un peu augmenté de volume, rate normale, face cyanosée, nez couperosé. Aucune trace d'albumine dans les urines.

Le pouls petit, irrégulier, bat 91 fois. Pas d'appétit.

Le 9, 1er jour : P. 88. — 5 cuillerées de sirop de digitale. — Urines des vingt-quatre heures : 250 gr.

2e jour : P. 84. — 5 cuillerées de sirop. — Le pouls est plein et faible tour à tour à intervalles irréguliers. — Urines des vingt-quatre heures : 1,500 gr.

4e jour. Le malade passe à Saint-Benjamin, où M. le Dr Rendu constate un cœur hypertrophié, une congestion de la base du poumon droit et peu d'épanchement pleurétique du côté gauche. L'épanchement pleurétique était déjà diminué : P. 60. — 5 cuillerées de sirop de digitale. — Urines des vingt-quatre heures : 1,700 gr. — Le malade commence à avoir un peu d'appétit, la respiration est moins gênée.

5e jour : P. 60. — 5 cuillerées de sirop de digitale. — L'œdème diminue, l'oppression est peu intense, la face est décongestionnée. Urines des vingt-quatre heures : 2,000 gr.

6e jour : P. 60. — 6 cuillerées de sirop. — Urines: 2,000 gr.

7e jour : P. 60. — Le poumon droit est bien dégagé, encore un peu d'épanchement à gauche. — L'œdème des jambes continue de diminuer. — L'appétit est bon. — 5 cuillerées de sirop de digitale. — Urines des vingt-quatre heures : 1,800 gr.

8e jour : P. 54. — Vue un peu troublée, presque plus d'œdème. — *Suppression de la digitale.* Urines des vingt-quatre heures : 1,500 gr.

9e jour : P. 52. — L'œdème a disparu. — Urines : 1,750 gr.

10e jour : P. 55. — Urines : 1,750 gr.

11e jour : P. 54. — Urines : 1,500. — L'appétit est bon, la respiration se fait bien, le malade demande à se lever.

12e jour : P. 66, — Urines : 1,100. — Le malade se lève.

13e jour : P. 66, — Urines : 1,200.

14e jour : P. 67. — Urines : 1,150.

15e jour : P. 66. — Urines : 1,000 gr. — L'état est satisfaisant.

OBSERVATION XVI.

Reverdis Lazarette, 65 ans, ménagère, entre le 3 août 1878, à l'hôpital de la Pitié, salle Notre-Dame, n° 36.

Asystolie. Insuffisance mitrale, à l'âge de 30 ans, elle a été prise d'une attaque de rhumatisme qui a duré 6 mois. De temps à autre, elle souffre de douleurs dans les genoux. Depuis cette attaque de rhumatisme elle a fréquemment des palpitations et des étouffements.

Depuis environ vingt mois, elle a commencé à beaucoup tousser, et ses étouffements sont devenus fréquents.

Les jambes ont commencé à enfler il y a trois semaines; depuis cette époque la dyspnée est devenue continue.

Cette femme, dont les facultés paraissent très-affaiblies, présente en outre une teinte subictérique assez prononcée, coïncidant d'ailleurs avec une légère augmentation du volume du foie. L'œdème des jambes est considérable. Le pouls n'est pas sensible à la radiale; les battements du cœur sont tumultueux et très-irréguliers. Il existe une congestion pulmonaire très-intense, surtout à droite. — Râles sibilants dans toute la poitrine.

Au cœur on compte 144 contractions par minute. La malade ayant une forte diarrhée, on lui administre une potion contenant 6 grammes de bismuth et 22 gouttes de laudanum.

Le 5, 1er jour. — La diarrhée est arrêtée, mais la malade n'a pas uriné plus de 150 gr. dans les vingt-quatre heures : au cœur 146 battements. A 11 h. 1/2 du matin, la malade tombe dans un état syncopal qui dure environ deux heures. — On lui administre dans la journée, en trois fois, 3 cuillerées de sirop de digitale.

Le 6, 2e jour. — On perçoit les battements à la radiale : 132. — La malade est mieux. — Un peu d'albumine dans les urines. —

(4 cuillerées de sirop). — Urines des vingt-quatre heures: 400 gr.

Le 7, 3e jour : P. 80, très-irrégulier, mais plus fort. —|5 cuillerées de sirop de digitale. — Urines des vingt-quatre heures : 2,000 gr.

Le 8, 4e jour : P. 80, très-irrégulier. — 5 cuillerées de sirop de digitale. — Quelques nausées; l'œdème diminue beaucoup aux cuisses et aux jambes. — Urines des vingt-quatre heures : 3,500 gr.

Le 9, 5° jour : P. 56. — Urines des vingt-quatre heures : 3,000 gr. .

Le 10, 6° jour : P. 60. — Urines : 2,000 gr.

Le 11, 7° jour : P. 68. — Urines : 1,000. — Il n'y a presque plus d'œdème. Les râles sibilants sont encore assez abondants.

Le 12, 8e jour : P. 72. — Urines : 600 gr. Plus d'œdème, sauf un peu au pied droit. La bronchite a beaucoup diminuée. Vu l'état de faiblesse de la malade on lui donne une potion avec 5 gr. d'extrait de quinquina.

Le 13, 9e jour : P. 76. Urines des vingt-quatre heures : 1,000 gr. les forces commencent à revenir.

Le 14, 10e jour : P. 72. Urines : 1,000 gr. Les pulsations se succèdent alternativement, une forte et une faible.

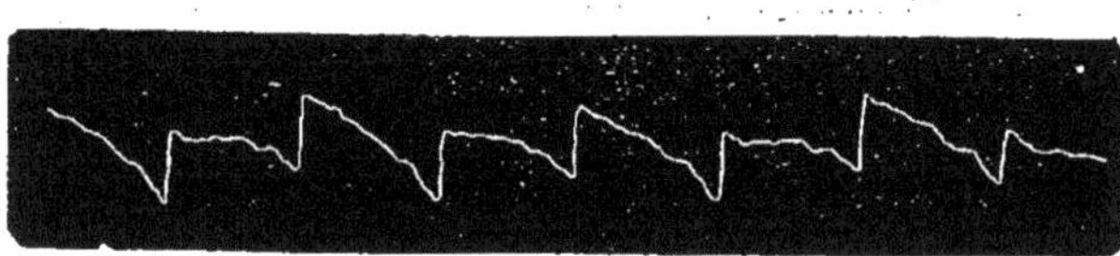

Le 15, 11e jour : P. 70. — Urines : 1,000 gr. — La teinte ictérique de la malade paraît s'être légèrement augmentée; elle est toujours très-faible.

Le 16, 12° jour : P. 66. — Urines : 5,000 gr.

Le 17, 13e jour : P. 58. — Urines : 1,200 gr. — Le pouls ne présente presque plus d'irrégularité; l'ictère diminue; toujours un peu d'albumine dans les urines.

Le 18, 14e jour : P. 64. Urines : 1.000 gr.

Le 19, 15° jour : P. 64. Urines : 1,000 gr.

Le 20, 16e jour : P. 70. Urines : 1,000 gr.

Le 21, 17e jour : P. 66. Urines : 1,100 gr.

Fagart.   6

Le 22, 18e jour : P. 64. Urines : 800 gr.

Le 23, 19e jour : P. 72. Urines : 900 gr.

Le 24, 20e jour : P. 74. Urines : 1,000 gr.

Le 25, 21e jour : P. 68. Urines : 1,000 gr.

Le 26, 22e jour : P. 70. Urines : 1,500 gr.

Le 27, 23e jour : P. 70. Urines : 1,500 gr. — Il n'y a plus trace d'œdème et les urines ne contiennent pour ainsi dire plus d'albumine.

Le 28, 24e jour : P. 64. Urines : 600 gr.

Le 29, 25e jour : P. 68. Urines : 1,000 gr.

Le 30, 26e jour : P. 66. Urines : 1,000 gr.

Le 31, 27e jour : P. 70. Les forces reviennent tous les jours, la teinte subictérique de la face est disparue, et il n'y a rien de notable à signaler jusqu'au 21 septembre, jour où la malade quitte l'hôpital, parfaitement remise, pour aller achever sa convalescence au Vésinet.

OBSERVATION XVII.

Communiquée par M. Vermeil, interne du service.

Quatresal (Auguste), 17 ans, couvreur, entre le 29 juillet 1878, à l'hôpital de la Pitié, salle Saint-Michel, n° 26.

Père mort à 42 ans d'une pneumonie ; mère bien portante.

Le sujet a toujours été bien portant et ne se souvient même pas d'avoir eu des fièvres éruptives, ni chorée, ni rhumatisme. Etant tout petit, il est tombé d'un premier étage. Au commencement de 1878, il commença à souffrir de palpitations, de dyspnée ; il fut atteint de bronchite à deux ou trois reprises différentes ; il entra alors à la Charité où il resta huit jours et en sortit amélioré.

Quinze jours après, ayant repris son travail de couvreur, il recommença à tousser, ses pieds enflèrent, la dyspnée augmenta. Il entre alors à la Pitié.

Le 30, 1er jour : P. 120. Souffle au 1er temps, à la pointe, très-intense. On perçoit la pointe dans le 6e espace intercostal, à trois travers du doigt en dehors du mamelon gauche. Œdème considérable des pieds et des jambes ; grande dyspnée. Râles hu-

mides aux deux bases ; foie assez gros, teinte subictérique, anorexie, un peu de diarrhée, urine très-peu.

Le 31, 2ᵉ jour : P. 128. — (2 cuillerées de sirop de digitale dans
la journée). — Urines des vingt-quatre heures : 500 gr.

Le 1ᵉʳ août, 3ᵉ jour : P. 124. — (3 cuillerées de sirop de digitale). — Râles humides plus abondants et jusque dans la fosse
sous-épineuse ; légère hémoptysie, 40 ventouses sèches. *Urines
des vingt-quatre heures* : 700 gr.

Le 2, 4ᵉ jour : P. 120. — (4 cuillerées de sirop de digitale). —
Les crachats sanguinolents ont continué, la congestion semble un
peu diminuée. Le soir l'œdème gagne les bourses et les parois
abdominales. *Urines des vingt-quatre heures :* 500 gr.

Le 3, 5ᵉ jour : P. 94. — (5 cuillerées de sirop de digitale). — Le
malade est un peu plus calme, plus de sang dans les crachats.
L'œdème continue à augmenter. *Urines des vingt-quatre heures :*
700 gr.

Le 4, 6ᵉ jour : P. 80. — (6 cuillerées de sirop de digitale). —
Un peu moins de dyspnée. Nausées ce matin. *Urines des vingt-
quatre heures :* 1,000 gr.

Le 5, 7ᵉ jour : P. 40. Le pouls marquant 40 à l'artère radiale, on
observe que le cœur bat plus vite : une pulsation à peine sur deux,
quelquefois sur trois, est transmise aux artères. Le rhythme cardiaque est des plus irrégulier : une forte pulsation, celle qui soulève le pouls, est suivie de deux ou trois petites, faibles, incom-
plètes, véritables faux pas.

L'œdème a plutôt augmenté, le scrotum est très-distendu ; l'œ-
dème pulmonaire est de plus en plus prononcé aux deux bases. Ce
matin, le malade a vomi son lait. Ces symptômes et l'absence de
diurèse décident M. Audhoui à supprimer la digitale. Le soir
même état.

44 pulsations par minute ; pendant ce temps 72 évolutions
cardiaques ; il a très-peu uriné. L'œdème des parois abdominales
ne diminue pas, au contraire ; mais l'œdème pulmonaire est moins
considérable, moins de gros râles aux deux bases, moins de dyspnée, presque plus de toux ni d'expectoration. Le malade a encore
vomi dans la journée ; état nauséeux continuel. *Urines des vingt-
quatre heures :* 900 gr.

Le 6, 8ᵉ jour : P. 34. Le nombre des révolutions cardiaques est
de 45. Régime lacté absolu. Urines des vingt-quatre heures :

2.720 gr. — Pas d'albumine. La diurèse commence dans la nuit.

Le 7, 9e jour : P. 43, environ, car il est presque impossible à compter tant les battements sont irréguliers. Le malade se sent un peu soulagé par la diurèse de la nuit précédente. L'œdème des membres inférieurs et du scrotum n'a pas diminué. Le soir la diurèse continue; amélioration sensible, plus de nausées, l'appétit revient. Urines des vingt-quatre heures : 4 500 gr.

Le 8, 10e jour : P. 38. Au cœur 76 pulsatious; la deuxième toujours plus faible ne soulève pas l'artère.

L'œdème a beaucoup diminué aux membres inférieurs, mais il a persisté au scrotum. On n'entend bien le souffle qu'à la première pulsation cardiaque, celle qui est sensible au pouls radial, mais à la deuxième, on devine à peine le souffle.

Le pouls artériel a pris une certaine ampleur, une certaine force. Entre chaque pulsation radiale, une reptation assez vague indique la pulsation cardiaque correspondante.

Le soir l'amélioration a continué; *le pouls est régulier à 76; les pulsations cardiaques sont toutes égales, et chacune d'elle soulève l'artère.*

Brusquement, pendant l'auscultation, le rhythme change et reprend le même type que le matin : une forte pulsation suivie d'une faible, la forte soulevant seule l'artère, la diurèse continue. Urines des vingt-quatre heures : 3,200 gr.

Le 9, 11e jour. P. 46, au cœur 57. Urines : 2000 gr.

Le 10, 12e jour. P. 36, au cœur 76. L'œdème diminue beaucoup, cependant le scrotum est toujours un peu distendu. A la base du poumon gauche, respiration un peu rude. Les râles sont bien moins nombreux.

Le soir, pouls régulier, correspondant à chaque battement cardiaque. P. 88, légère épistaxis; l'œdème a presque entièrement disparu. *Urines des vingt-quatre heures* : 2000 gr.

Le 11, 13e jour. Pouls radial 104; au cœur 104 également. *Urines des vingt-quatre heures* : 2000 gr.

Le 12, 14e jour. P. 96, régulier, toutes les pulsations sont égales; plus d'œdème, appétit assez bon, le malade mange trois portions.

Le 13, 15e jour. Etat excellent. P. 94. Urines : 1500 gr.

Le 14, 16e jour. Etat excellent. P. 100. Urines : 1500 gr.

Le 15, 17e jour. P. 120, un peu dicrôte. Urines : 2000 gr.

Le 16, 18ᵉ jour. P. 120, légèrement irrégulier. Urines : 2000 gr.

Le 17, 19ᵉ jour. P. 108, état général toujours bon. Urines : 1900 gr.

Le 18, 20ᵉ jour. P. 116. État général toujours bon. Urines : 2000 gr.

Le 19, 21ᵉ jour. P. 140 (le malade venait de marcher); pas de dyspnée, pouls petit, Urines : 1500 gr.

Le 20, 22ᵉ jour. P. 70, irrégulier; une seule pulsation pour deux battements cardiaques. Anorexie, un peu de dyspnée; régime lacté. *Urines des vingt-quatre heures* : 1200 gr.

Le 21, 23ᵉ jour. P. 124; l'anorexie persiste. Urines : 1300 gr.

Le 22, 24ᵉ jour. P. 115. Urines : 1200 gr.

Le 23, 25ᵉ jour. P. 112. Urines : 1500 gr.

Le 24, 26ᵉ jour. P. 128. Urines : 1500 gr. Le pouls devient très-petit.

Le 25, 27ᵉ jour. P. 120. Urines : 1500; un vomissement.

Le 26, 28ᵉ jour. P. 124; vomissements; quelques pulsations ne sont plus que des ondulations. Urines : 1300 gr.

Le 27, 29ᵉ jour. P. 128. Urines : 1200 gr.

Le 28, 30ᵉ jour. P. 120; léger point de côté à droite; expectoration abondante, sanguinolente; anorexie. Le pouls est petit et ondulant par moment, légère teinte subictérique; urines des vingt-quatre heures : 1000 gr.

Le 29, 31ᵉ jour. P. 130; le malade est anxieux et se plaint beaucoup de sa douleur de côté. Urines : 700 gr.

Le 30, 32ᵉ jour. P. 147, toujours faible; un peu de sang dans les crachats. Urines : 500 gr.

Le 31, 33ᵉ jour. P. 141. Urines : 550 gr.

Le 1ᵉʳ septembre, 34ᵉ jour. P. 138; nuit mauvaise, dyspnée, tousse beaucoup. Se plaint de douleurs dans la poitrine; Urines : 500 gr.

Le 2, 35ᵉ jour. P. 132. La surexcitation cardiaque continue sans phénomènes intercurrents graves. *On recommence la digitale (4 cuillerées de sirop).* Urines des vingt-quatre heures : 300 gr.

Le 3, 36ᵉ jour. P. 136 (3 cuillerées de sirop de digitale); vomissements; point de côté à gauche, le soir, un peu de sang dans les crachats; insomnie; grande dyspnée. Urines : 300 gr.

Le 4, 37ᵉ jour. *On supprime la digitale.* — 0 gr. 40 de scammonée en 4 pilules. L'état est toujours le même; hémopthisie, grande anxiété, 7 selles dans la journée.

Le 5, 38e jour. La dyspnée augmente; à gauche, sous l'aisselle, forte congestion; râles humides, respiration soufflante, teinte ictérique, léger œdème des membres inférieurs. *On revient à la digitale* (4 cuillerées de sirop). Le soir, P. 132. La dyspnée augmente (4 ventouses sèches); *Urines des vingt-quatre heures* : 300 *gr.*

Le 6, 29ᵉ jour. P. 46. Le cœur bat deux fois plus vite que le pouls; une pulsation faible n'est pas transmise à l'artère (5 cuillerées de sirop de digitale). *Urines des vingt-quatre heures* : 300 *gr.*

Le 8, 41e jour. P. 48. Le point de côté à gauche persiste, légère matité; râles crépitants; un peu de souffle sous l'aisselle gauche; crachats sanglants; Urines : 500 gr. (*5 cuillerées de digitale*).

Le 9, 42ᵉ jour. P. 48, à peu près régulier; dyspnée un peu moins orte. *On supprime la digitale.*

Le 10, 43ᵉ jour. A 4 h. du matin le petit malade pousse subitement un cri et meurt.

Autopsie, le 11. — Le péricarde contient environ un verre de liquide citrin.

Cœur très-volumineux, poids 730 gr.; sur les deux faces du ventricule gauche, larges plaques laiteuses. A la coupe, dilatation des deux oreillettes et des ventricules, dont le tissu est hypertrophié, mais le muscle est pâle, jaunâtre; les muscles papillaires du ventricule gauche spécialement sont dégénérés, sclérosés, presque entièrement blancs.

Les valvules du cœur droit sont saines. Les sygmoïdes aortiques, bien qu'un peu épaissies, sont suffisantes.

La mitrale surtout a été le siége de l'endocardite; elle est très-épaissie, les deux valves sont soudées par les bords dans une certaine étendue, leurs faces supérieures, du côté de l'oreillette, sont recouvertes d'exsudats rénitents, blanchâtres, sous-épithéliaux, entourés d'arborisations vasculaires. Ces dépôts sont tellement rugueux à certains points, qu'on dirait qu'ils ont été ulcérés. On trouve des plaques d'exsudat plus petites, en divers points de l'oreillette gauche.

Pas de caillot fibrineux dans l'artère pulmonaire.

Poumons : Pas de liquide dans la plèvre. Sur le lobe moyen du poumon droit on voit deux noyaux apoplectiques, à base superficielle, du volume d'une noix chaque.

Un infarctus semblable, beaucoup plus volumineux (volume d'une orange à peu près), occupe la partie inférieure du lobe supérieur gauche. Un peu d'ascite.

Rate : Petite; infarctus sanguin à la partie supérieure, du volume d'une noix.

Foie : Volumineux, congestionné, commence à prendre en certains points l'aspect du foie muscade.

Reins : Petits, légèrement congestionnés.

Cerveau : Sain.

OBSERVATION XVIII.

Louchard (Louis), 54 ans, métreur, entre le   août 1878, à l'hôpital de la Pitié, salle Saint-Michel, n° 16.

Il a, comme militaire, habité successivement Rome, Alger et les environs. Dans ces pays, il a contracté des habitudes alcooliques qu'il a conservées; il boit jusqu'à 4 et 5 verres d'absinthe par jour. Néanmoins il s'était toujours bien porté jusque il y a environ sept semaines, époque à laquelle il s'est senti un malaise qui a duré trois jours, et qui fut suivi d'une diarrhée intense; il allait 8 et 10 fois à la selle chaque jour, pendant une quinzaine de jours environ. Une potion au sous-nitrate de bismuth lui arrêta cette diarrhée qui reparut peu de jours après, mais cette fois, pour ne pas durer plus d'une semaine. Lorsque la diarrhée cessa, ou du moins se calma, car il allait encore 2 ou 3 fois chaque jour, il vit enfler ses pieds et ses jambes jusqu'aux genoux environ. Pendant une douzaine de jours, l'œdème est resté stationnaire, puis gagna tout à coup le scrotum et les parois de l'abdomen. C'est alors qu'il entre dans le service de M. Audhoui. Nous lui trouvons un cœur volumineux, quoique de médiocre énergie, pas de souffle, mais le premier bruit est sourd, peu marqué et comme voilé Le pouls présente, à de longs intervalles, des irrégularités.

Foie et rate volumineux; gros râles humides du côté gauche, dans les fosses sus et sous-épineuses; rien en avant. On le laisse reposer trois jours, après lesquels on institue un traitement par la digitale.

Le 12 août, 1er jour. P. 106 (2 cuillerées de sirop de digitale). Urines des vingt-quatre heures : 500.

Le 13, 2e jour. P. 106 (2 cuillerées de sirop de digitale). Urines des vingt-quatre heures : 550 gr.

Le 14, 3e jour. P. 106 (4 cuillerées de sirop). L'œdème a gagné la main gauche; un peu de gêne de la respiration, surtout la nuit. Urines des vingt-quatre heures : 550 gr.

Le 15, 4e jour. P. 99 (5 cuillerées de sirop de digitale dans la journée). L'œdème augmente, la main droite est prise; congestion intense de la base du poumon droit; congestion moins forte à gauche; diarrhée. *Urines* : 500 *gr.*

Le 16, 5e jour. P. 104. (Ne peut prendre que 4 cuillerées de sirop dans la journée.) Nausées; diarrhée; pas de vomissements; diminution de l'appétit. Urines des vingt-quatre heures : 500 gr.

Le 17, 6e jour. P. 104 (5 cuillerées de sirop de digitale dans la soirée; nausées, vomissements). Urines : 500 gr.

Le 18, 7e jour. P. 101. Les vomissements se sont calmés vers le matin (4 cuillerées de sirop); la diarrhée augmente, les vomissements recommencent; la gêne de la respiration s'accentue. *On supprime la digitale.* Urines très-rouges : 300 gr.

Le 19, 8e jour : P. 100. Même état. Urines : 300 gr.

Le 20, 9e jour : P. 100. Urines : 500 gr. Toujours de la diarrhée.

Le 21, 10e jour : P. 104. Urines : 500 gr.

Le 22, 11e jour : P. 104. Urines : 500 gr. Aucune amélioration jusqu'au 12 septembre, époque à laquelle il passe à Saint-Benjamin, service de M. Rendu. Il succombe le 18 à 8 h. du soir.

AUTOPSIE. — *Cœur :* Péricardite récente généralisée, pas d'adhérences des deux feuillets, mais fausses membranes molles, très-épaisses, ressemblant à de la fibrine, recouvrant toute la surface du péricarde; liquide peu abondant, non hémorrhagique.

Le myocarde est pâle, décoloré, friable, couleur feuille-morte. Pas de lésions valvulaires. La valvule tricuspide est un peu plus large qu'à l'état normal.

Poumons : Congestion passive des deux côtés, surtout aux deux bases.

Foie : Assez volumineux; lésions de dégénérescence graisseuse généralisée; tissu mou, friable.

Reins : Les deux reins sont le siége d'une dégénérescence graisseuse.

Intestins : Nombreuses ulcérations déchiquetées en forme de jeu
de patience, très-étendues, surtout sur le cæcum et le còlon ascendant ; la muqueuse sur les bords des ulcérations est décollée, et
certaines parties décollées forment des ponts, faisant continuer les
ulcérations les unes avec les autres.

Les surfaces ulcérées n'ont aucun siége d'élection sur telle
ou telle partie de l'intestin ; ce sont des lésions de dysentérie.

A la fin de l'intestin grêle, un peu en avant de la cavité iléo-
cæcale, on tronve quelques ulcérations arrondies, à bords taillés à
pic, recouvertes de sanie ; elles semblent siéger au niveau des folli-
cules clos.

OBSERVATION XIX.

Boucher (Clémentine), 49 ans, journalière, entre le 4 octobre 1874 à l'hôpital de la Pitié, selle Notre-Dame, n° 29. A eu une
première attaque de rhumatisme à l'âge de 32 ans ; pas de palpitations à la suite. Elle fut prise, à 40 ans, pendant le cours d'une
grossesse, d'une seconde attaque de rhumatisme, avec œdème des
membres inférieurs, qui disparut aussitôt après l'accouchement.

Il y a trois ans, elle a éprouvé de grands maux de tête et des
palpitations, et elle eut en même temps un peu de bouffissure de
la face. Depuis cette époque, elle ne s'est jamais très-bien portée,
et son état médiocre de santé s'aggrava, il y a trois mois environ,
d'une gêne de la respiration, de la lourdeur dans les jambes, etc.

Il y a huit jours, les pieds devinrent enflés el l'œdème des
membres inférieurs monta rapidement jusqu'aux parois de l'abdomen. C'est dans cet état qu'elle nous arrive avec un bruit de souffle
intense au premier temps et à la pointe. Beaucoup d'albumine
dans les urines.

7 octobre : P. 116. — 1 gr. de teinture de digitale.

Le 8 : P. 116. Très-oppressée, nuit mauvaise, obligée de la passer sur une chaise. — 1 gr. de teinture.

Le 9 : P. 106. (1 gr. de teinture.) Moins d'oppression ; elle a
dormi un peu, elle a salivé abondamment. Pas de diarrhée. Urines : 500 gr.

Le 10 : P. 104. (2 gr. de teinture.) Urines : 700 gr.

Lt 11 : P. 108. (3 gr. de teinture.) Nuit assez bonne. Urines : 500 gr.

Le 12 : P. 104. A vomi hier au soir et ce matin. L'œdème augmente, il a envahi le bras gauche et la main droite ; douleurs de tête péri-orbitaires. Urines : 500 gr. *Suppression de la digitale.*

Le 13 : P. 108. Urines : 600 gr. Très-mauvaise nuit, respiration difficile, la face est pâle, bouffie, l'œdème des bras a considérablement augmenté.

Le 14 : P. 102. Urines : 800 gr. Diarrhée abondante.

Le 15 : P. 102. Aucune amélioration. La malade n'a pu garder ses urines à cause de la diarrhée.

Les jours suivants, cet état s'aggrave encore et la malade ne tarde pas à succomber.

Autopsie. — *Cœur :* Péricardite avec épanchement peu abondant, fausses membranes molles, cœur hypertrophié dans toutes ses parties, fibre musculaire décolorée ; quelques plaques athéromateuses dans l'aorte.

Poumons : Congestion des deux côtés, à la base ; plèvre viscérale épaissie, pas d'adhérences, épanchement peu abondant, citrin.

Rate, reins : Infarctus sanguin dans la rate et dans chacun des reins qui, en plus, présentent des traînées jaunâtres.

Foie muscade.

Observation XX.

Lot (Annette), 52 ans, blanchisseuse, entre le 16 août 1878 à l'hôpital de la Pitié, salle Notre-Dame, n° 35. Insuffisance mitrale avec œdème. Deuxième attaque d'asystolie.

A son entrée, on constate un œdème des membres inférieurs remontant jusqu'au thorax. Bruit de souffle au premier temps et à la pointe. Râles humides des deux côtés de la poitrine, surtout à gauche ; forte oppression. Le pouls est petit, irrégulier et donne en moyenne 100 pulsations par minute.

Urines albumineuses.

18 août. L'œdème a augmenté ; les deux bras sont infiltrés, surtout le gauche. Elle a eu hier de forts accès d'étouffement qui ont nécessité des ventouses. P. 96. Urines : 1000 gr. Un peu d'œdème de la face. *Flots d'albumine dans les urines.* — 5 cuillerées de sirop de digitale dans la journée .

Le 19 : P. 90. (5 cuillerées de sirop de digitale.) Dyspnée intense ; gros râles humides du côté gauche, râles humides plus fins du côté droit, au niveau de la pointe de l'homoplate. Urines : 1100 gr.

Le 20 : P. 92. (5 cuillerées de sirop). La dyspnée ne diminue pas ; la malade est obligée de se tenir assise sur le bord de son lit. Urines : 1250 gr.

Le 21 : P. 86. (5 cuillerées de sirop de digitale). La respiration est plus facile, mais l'œdème reste stationnaire ; l'appétit est conservé. Urines : 2000 gr.

Le 22 : P. 130. (5 cuillerées de sirop.) L'état nauséeux semble s'annoncer ; l'œdème des jambes a diminué, mais la nuit a été mauvaise. Urines : 2200 gr.

Le 23 : P. 112. Nausées, un vomissement, l'œdème diminue d'une manière considérable, le pouls est toujours irrégulier. On lui donne encore 5 cuillerées de sirop. Urines : 1500 gr.

Le 24 : P. 144, petit, irrégulier. Nausées, vomissements ; l'œdème continue à diminuer. *Suppression de la digitale.*

Le 25 : P. 110. Urines : 900 gr. Nuit mauvaise, étouffements, lipothymies.

Le 26 . P. 88. Urines : 1100 gr. L'état semble s'améliorer, et cependant il s'est fait un peu d'épanchement à la base du poumon gauche.

Le 27 : P. 82. Urines : 1300 gr. L'œdème a presque complétement disparu. Cependant, voulant maintenir l'action diurétique, nous recommençons la digitale (5 cuillerées de sirop).

Le 28 : P. 82. Urines : 1200 gr. La malade ne peut plus supporter la digitale, elle a aussitôt de la nausée et des vomissements, ce qui fait que malgré notre désir de continuer encore pendant quelques jours l'emploi de ce médicament, nous sommes obligé de le supprimer.

Le 29. La malade est mise au régime lacté dont elle se trouve bien.

Quelques jours plus tard, une nouvelle poussée d'œdème nous

fait encore essayer la digitale, mais nous rencontrons aussitôt la même intolérance que le 28 août.

Nous la laissons alors au lait qu'elle prend en abondance et avec plaisir. Pendant un mois de ce régime, elle passe par des intermittences de santé et de malaise, pour sortir guérie le 25 septembre.

CONCLUSIONS GÉNÉRALES

Mon idée, dans ce travail, a été de montrer, par des exemples pris sur l'homme sain, les symptômes de l'empoisonnement par la digitale.

J'ai été conduit, en même temps, à rappeler les remarquables travaux de W. Withering, et à rejeter l'accélération du pouls et le délire, comme effets de la digitale sur l'organisme, et je résume, dans les conclusions suivantes, le résultat de mes études et de mes recherches.

I. — Les feuilles de digitale s'altèrent facilement.

II. — Cette altération donne lieu à des effets physiologiques très-variables.

III. — On ne doit se servir que des feuilles récoltées la deuxième année au moment de la floraison.

IV. — La poudre des feuilles de digitale a une action locale irritante, tant sur le derme dénudé que sur les muqueuses.

V. — A dose relativement considérable, la digitale est un poison, aussi bien pour l'homme que pour la plupart des animaux.

VI. — L'organisme ne s'habitue pas à l'action de la digitale.

VII. — Il y a à craindre les dangers de l'accumulation, car les principes actifs de la digitale mettent un certain temps à s'éliminer.

VIII. — Quand la dose de digitale accumulée dans l'organisme est suffisante, le pouls diminue de fréquence et *devient irrégulier*.

IX. — Il survient un état nauséeux et de la diarrhée. Les urines diminuent alors de quantité. Je parle de l'homme sain ou du malade qui n'est pas hydropique.

X. — Dans l'hydropisie liée à l'asystolie : en même temps que le pouls s'abaisse ou diminue de fréquence, il survient une diurèse abondante qui cesse aussitôt que la sérosité hydropique est évacuée.

XI. — Si dans de telles circonstances on pousse jusqu'aux vomissements et à la diarrhée, on observe les phénomènes constatés sur l'homme sain ; les urines retombent au-dessous de la normale.

XII. — Dans l'état pathologique, il ne faut pas s'en rapporter au seul examen du pouls, pour compter les pulsations cardiaques, car ainsi que nous l'avons vu dans l'observation XVII, le **cœur** battant 72 fois par minute, il

n'y avait que 44 battements qui fussent assez énergiques
pour être sentis à la palpation de l'artère radiale.

XIII. — La vue est quelquefois troublée passagèrement,
mais sans hallucinations, sans amaurose; un peu de céphalalgie avec sensation de vacuité cérébrale.

XIV. — Les modifications de la pupille sont restreintes.

XV. — Chez l'homme sain, c'est à peine s'il y a un
abaissement de température de quelques dixièmes de
degré.

XVI. — On peut administrer les préparations de feuilles
de digitale, en poudre, en pilules, en macération, en teinture alcoolique, en sirop, en infusion; c'est cette dernière
préparation qui est la meilleure.

XVII. — L'emploi de la digitale paraît rationnellement
indiqué dans deux cas bien définis :

1° Affection mitrale avec œdème pulmonaire, œdème des
extrémités inférieures et troubles de rhythme.

2° Dans la troisième période des affections sigmoïdes
(sénilité aortique); car dans cette période, la maladie passe
à la mitralité et le traitement devient identique à celui
des affections mitrales.

TABLE DES MATIÈRES.

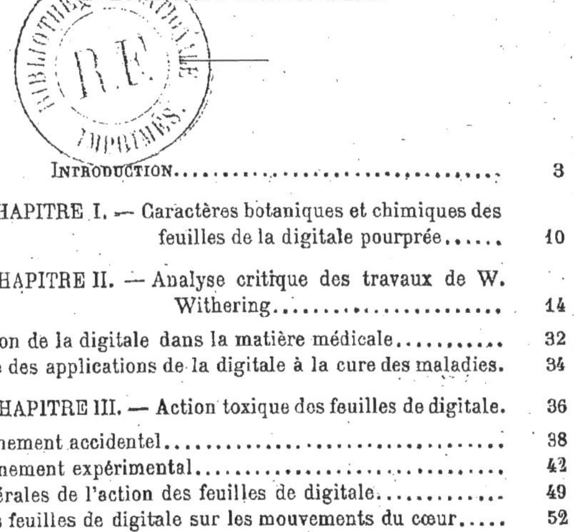

Paris. — A. Parent, imprimeur de la Faculté de Médecine, rue M.-le-Prince, 29-31.